肿瘤内科住院医师手册

余 婷 主编

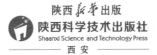

陕西新华出版
陕西科学技术出版社
Shaanxi Science and Technology Press
—— 西安 ——

图书在版编目（CIP）数据

肿瘤内科住院医师手册 / 余婷主编. -- 西安 ：陕西科学技术出版社，2024. 12. -- ISBN 978-7-5369-9065-4

Ⅰ. R73-62

中国国家版本馆CIP数据核字第2024UU4704号

肿瘤内科住院医师手册
ZHONGLIU NEIKE ZHUYUANYISHI SHOUCE

余婷　主编

责任编辑　侯志艳

封面设计　卫晨亮

出 版 者　陕西科学技术出版社
西安市曲江新区登高路1388号陕西新华出版传媒产业大厦B座
电话（029）81205187　传真（029）81205155　邮编710061
http://www.snstp.com

发 行 者　陕西科学技术出版社
电话（029）81205180 81206809

印　　刷　保定慧世源印刷有限公司

规　　格　710mm×1000mm　　16开本

印　　张　15

字　　数　225千字

版　　次　2024年12月第1版
2024年12月第1次印刷

书　　号　ISBN 978-7-5369-9065-4

定　　价　68.00元

编者

王雅琦　苏永峰
方　磊　邹平安

前　言

　　《肿瘤内科住院医师手册》是一本精心编写的工具书，旨在为肿瘤内科住院医师提供全面、系统的指导。肿瘤内科作为医学领域的一个重要分支，其独有的特殊性和复杂性要求医师具备广泛的知识和高超的技能，以更好地满足患者的复杂需求。本手册的编写旨在为住院医师提供一站式的信息来源，使其能够更加自信、高效地应对日常工作中的各种挑战，同时获得实际诊疗经验和提升职业技能的机会。

　　这本手册涵盖了从医患沟通到常见肿瘤的诊断与治疗、抗肿瘤治疗的实施、不良反应及处理，再到疗效评价和患者随访等方面的丰富内容。通过详细介绍各种肿瘤类型的诊疗方案，帮助住院医师对肿瘤患者进行全面而深刻的了解。同时，针对抗肿瘤治疗中可能出现的各种不良反应，手册提供了具体的处理方法，使医师能够更加灵活地应对患者的变化。

　　在编写本书的过程中，我们汇集了众多肿瘤内科领域的专家和资深医师的智慧与经验，力求使内容既具有权威性，又易于理解和应用。从肿瘤的生物学特性到最新的治疗进展，从临床决策的制定到患者的心理支持，本书涵盖了肿瘤内科住院医师在临床工作中可能遇到的各种情况。

　　我们希望这本书能够成为住院医师的"良师益友"，帮助他们在职业生涯的早期阶段建立坚实的基础，并在未来的工作中不断进步和成长。同时，我们也期待这本书能够对医学生、护士以及其他医疗保健专业人员有所裨益。

　　在医学的道路上，我们永远都是学习者。肿瘤内科领域的知识更新迅速，新的研究成果层出不穷。因此，我们鼓励读者保持好奇心和学习的热情，不断追求医学知识的更新和临床技能的提高。

最后，感谢所有为本书的编写和出版作出贡献的个人和机构。我们期待着读者的反馈，以便我们能够不断改进和更新这本书，使其更好地服务于肿瘤内科的医疗实践。

余　婷

2024 年 5 月

目 录

第一章 肿瘤内科住院医师的工作程序

第一节 医患沟通

一、采集基础信息

（一）患者个人信息

在进行肿瘤患者病史采集时，充分了解患者的基础个人信息是确保医疗团队了解患者整体状况、提供个性化治疗和有效沟通的关键步骤。以下是对采集患者个人信息的详细探讨。

1.患者姓名、性别、年龄

姓名：确保准确获取患者的全名，有助于避免信息混淆。

性别：注明患者性别，因为一些肿瘤在男性和女性中的发病率可能存在差异。

年龄：记录患者的确切年龄，因为肿瘤的发病率通常与年龄相关，不同年龄段的治疗策略也可能有所不同。

2.职业与工作环境

职业：了解患者的职业有助于评估患者可能面临的职业暴露风险，某些职业可能与特定类型的肿瘤发病有关。

工作环境：掌握患者工作的具体环境，如是否接触有毒物质或放射性物质，对于分析患者患病原因具有重要意义。

3. 联系方式

电话：获取患者可靠的联系电话，以便及时沟通、提供检查结果或安排随访。

地址：记录患者的地址，有助于寄送医疗文件或提供进一步的医疗服务。

4. 婚姻状况与居住情况

婚姻状况：了解患者的婚姻状况，可能对提供社会支持和制订治疗计划有影响。

居住情况：了解患者当前的居住状态，是否与家人同住，以及住房条件，这些对治疗和康复都有潜在影响。

这些详细的个人信息将为医生全面了解患者的生活背景和环境提供基础，有助于制订更为符合患者需求的治疗方案，并确保后续的医疗沟通更加顺畅和个性化。

（二）家族史与遗传因素

了解患者的家族史和遗传因素对于肿瘤内科医生制订全面治疗计划以及判断患者患癌风险至关重要。在收集家族史与遗传因素的信息时，医生应深入关注以下方面，以确保全面地了解患者的遗传背景。

1. 家族成员是否有过相似的肿瘤疾病

一级亲属：特别关注一级亲属，如父母、兄弟姐妹，是否曾经患有与患者当前病症相似的肿瘤。这有助于确定家族中是否存在潜在的遗传性风险。

2. 了解家族中是否存在遗传性疾病或遗传突变

遗传性疾病：查询家族史中是否有其他遗传性疾病的记录，因为一些疾病可能与肿瘤的发生有关。

遗传突变：了解家族中是否存在已知的遗传突变，这对于确定患者是否可能携带相似的遗传变异具有重要意义。

3. 探询患者自身是否有遗传性疾病的症状或既往确诊的情况

自身症状：询问患者是否有体验过与家族中某些成员相似的症状，以了解患者自身是否存在可能的遗传性疾病迹象。

既往确诊：获取患者是否曾经接受遗传性疾病的诊断，这对于评估患者遗传风险的程度至关重要。

通过详细了解患者的家族史与遗传因素，医生可以更全面地评估患者的遗传疾病风险，为制订个性化的治疗计划提供基础。这有助于确定患者是否需要进行特定的遗传咨询或遗传测试，以更好地管理其健康状况。

二、详细病史询问

（一）主诉与现病史

主诉与现病史的详细探询是确保医生全面理解患者病情的重要环节，为制订有效的治疗计划奠定基础。

1. 患者的主诉是病情描述的核心，医生需要细致入微地了解患者所感受到的症状，以更好地指导后续的诊断和治疗。在详细询问主诉时，医生应该注意以下因素：

时间因素：询问主诉症状的起始时间、持续时间以及是否有逐渐加重或缓解的趋势。

频率与强度：了解症状的发作频率和强度，以便评估病情的严重程度。

与日常活动的关系：探询症状是否与特定的活动、时间段或环境有关，这有助于定位可能的诱因或加重因素。

2. 现病史的详细了解是确保医生获取准确病情资料的关键，为制订个性化治疗计划提供依据。在询问现病史时，医生应重点考虑以下方面：

症状：要求患者详细描述症状，包括疼痛的性质、肿块的大小与位置、疲劳的程度等，以便更准确地理解患者的病情。

病程：探究症状的发展过程，是否存在先兆症状或初期症状，并了解其演变轨迹。

治疗经历：了解患者是否曾经尝试过自行治疗或寻求其他医疗建议，这有助于评估之前治疗的效果。

日常生活：询问症状是否对患者的日常生活产生了明显的影响，如工作、社交活动和睡眠等方面。

通过充分的主诉与现病史探询，医生能够更全面地了解患者的病情，为后续的诊断和治疗决策提供科学依据，同时增强患者对医疗团队的信任与合作。

（二）既往病史

了解患者的既往病史是肿瘤内科医生制订全面治疗计划以及综合评估患者整体健康状况的重要环节。在详细询问既往病史时，医生应对以下方面进行深入探讨，以获取更为全面的信息。

1. 过去患病情况

慢性疾病：详细询问患者是否患有慢性疾病，如高血压、糖尿病、心血管疾病等，以了解其对患者整体健康的影响。

手术史：获取患者曾经接受的手术及手术的具体性质，手术后的康复情况等信息，这有助于评估患者的手术耐受性和康复水平。

治疗方案：了解患者曾接受的治疗方案，包括药物治疗、放疗、化疗等，以评估之前治疗的效果和可能的影响。

2. 家族病史

遗传性疾病：确认患者是否有家族中存在的遗传性疾病，特别是与肿瘤相关的遗传病例。这有助于判断患者是否存在遗传风险，是否需要更密切的监测或干预。

特定疾病的患病情况：详细了解家族中是否有人曾经患有某些特定类型的疾病，对于评估患者患病风险和制订个性化治疗计划具有指导意义。

通过全面而深入的既往病史询问，医生能够更全面地了解患者的整体健康状况，包括慢性疾病管理和家族中的遗传因素，从而更精准地制定个性化的治疗策略，提高治疗的成功率和患者的整体生存质量。

（三）用药史

详细了解患者的用药史是确保肿瘤内科医生能够制订有效治疗方案的重要一环。在询问用药史时，医生应深入了解以下方面，以获取更全面的用药信息。

1. 目前用药

处方药：记录患者当前正在使用的所有处方药，包括药物名称、剂量和使用频率。这有助于医生了解患者正在接受的主要治疗，并避免与其他药物产生不良相互作用。

非处方药：了解患者是否使用自行购买的非处方药物，以及这些药物的种类和使用频率。

2. 用药剂量及频率

准确剂量：获取每种药物的具体用药剂量，以确保医生能够评估药物的合理性和患者对治疗的遵循度。

使用频率：详细询问患者每日、每周或每月使用药物的频率，确保医生了解患者用药的规律性。

通过深入了解患者的用药史，医生可以更准确地评估患者目前的药物状况，包括治疗肿瘤的药物、控制慢性病的药物以及其他可能对病情产生影响的药物。这有助于医生更科学地制订治疗计划，确保患者获得安全有效的综合医疗服务。

（四）生活方式与环境因素

深入了解患者的生活方式和环境因素对于肿瘤内科医生综合评估患者的健康状况至关重要。在详细询问患者的生活方式和环境时，医生需要特别关注以下方面，以获取更全面的信息。

1. 饮食和运动习惯

饮食结构：探询患者的日常饮食习惯，包括饮食种类、食物摄入量以及是否有特殊的膳食习惯。了解饮食结构有助于评估患者是否摄入足够的营养，以及是否存在患病前后的饮食变化。

运动习惯：了解患者的体育锻炼频率、强度和类型，因为适度的运动对于肿瘤患者的康复和生活质量具有积极影响。

2. 职业暴露

职业历史：详细询问患者的职业历史，特别是是否曾经从事过可能暴露于职业危险因素的工作。这包括接触化学物质、放射线、有毒物质等，这些职业暴露可能与特定类型的肿瘤发病有关。

工作环境：了解患者当前或过去的工作环境，是否有潜在的职业危险，以评估职业环境对患者健康的潜在影响。

通过深入了解患者的生活方式和环境因素，医生可以更全面地评估患者的综合健康状况，为制订个性化的治疗计划提供更有针对性的建议。此外，了解患者的职业暴露历史有助于识别潜在的环境风险，从而提前采取相应的防护措施，减少患者的病因风险。

（五）精神状态评估

患者的精神状态在肿瘤治疗中扮演着重要的角色，对患者的康复和整体生活质量产生深远影响。在进行精神状态评估时，医生应以细致入微的方式关注以下方面，以获取更全面的精神健康信息。

1. 情绪状况

患病相关情绪：详细了解患者是否经历焦虑、抑郁或其他患病相关的情绪波动。肿瘤的诊断和治疗过程可能引发强烈的情感反应，因此医生应在询问过程中表现出关切与理解。

情绪表达方式：探询患者如何表达自己的情绪，是否有沟通障碍或表达困难。了解患者情绪表达的方式有助于医生更好地理解患者的心理状态。

2. 生活质量

整体感受：询问患者对生活的整体感受，包括治疗前后的生活质量变化。患者对自身生活的主观感受能够提供有关治疗效果和生活满意度的重要信息。

社交活动：了解患者在社交方面的参与程度，是否保持了正常的社交活动。社交活动对患者的精神健康和康复有着积极的影响。

通过充分了解患者的精神状态，医生可以更好地协助患者应对患病带来的心理压力，提供心理支持，并在治疗计划中考虑精神健康层面。这有助于维护患者的整体幸福感和生活质量，促进更积极的康复体验。

三、体格检查

体格检查是肿瘤内科医生全面评估患者病情的重要手段。通过仔细的体格检查，医生能够获取关键的临床信息，辅助诊断和制订治疗计划。

（一）一般状况

医生在评估患者一般状况时，需要关注患者的整体外貌和行为，以获取关于患者身体状态的初步印象。这包括但不限于：

1. 神经系统

医生需要观察患者的神经系统表现，包括但不限于：

意识状态：评估患者的清醒度和意识状态，以排除任何神经系统相关的问题。

反应能力：观察患者对外部刺激的反应，包括对言语、触摸等的反应情况。

神志清楚度：了解患者的思维清晰度和注意力集中程度，以初步判断神经系统的功能状态。

2. 心血管系统

医生在一般状况评估中也需要进行心血管系统的初步检查，包括：

心率：测量患者的心率，评估心脏的基本功能。

血压：检测患者的血压水平，初步了解心血管健康状况。

呼吸频率：观察患者的呼吸频率，评估呼吸系统的基本状况。

3. 全身外貌

肤色：仔细观察患者的皮肤颜色，寻找可能的异常表现，如苍白、黄疸等。

营养状况：评估患者的整体营养状况，包括体重、体重指数（BMI）等指标，以了解患者的营养状况。

恶病质表现：注意是否存在恶病质的表现，如消瘦、乏力、体重减轻，这可能与患者的病情有关。

通过系统性的一般状况评估，医生能够初步了解患者的神经系统、心血管系统和整体身体状况，为后续的体格检查和进一步的诊断提供重要的参考信息。

（二）肿瘤相关器官系统检查

医生在进行肿瘤相关器官系统检查时，需要详细检查患者可能受到影响的器官系统。这可能包括但不限于：

1. 肿瘤部位

仔细触诊：对患者的肿瘤病灶进行仔细触诊，以了解肿块的特征。医生需要评估肿块的大小、质地、表面光滑度、边界清晰度等特征，这有助于确定肿瘤的性质和可能的恶性程度。

与周围组织关系：观察肿块与周围组织的关系，包括是否与邻近器官粘连，有无局部扩散迹象。这有助于制订进一步的影像学检查计划和手术方案。

2. 淋巴结

触诊淋巴结：检查患者是否存在淋巴结肿大，特别关注可能与肿瘤扩散有关的淋巴结区域。淋巴结的大小、质地、活动性等特征都是评估患者淋巴系统状况的重要指标。

3. 相邻器官

器官影响：评估肿瘤是否对相邻器官造成了影响，包括可能引起的器官压迫、侵蚀或功能受损。这对于制订治疗方案和预测病程具有重要意义。

（三）实验室及影像学检查

实验室检查和影像学检查是体格检查中不可或缺的重要环节，它们提供了更全面、更详细的患者病情信息，有助于医生制订准确的诊断和合理的治疗计划。

1. 实验室检查

根据患者的具体病情，医生可能会建议进行多种实验室检查，其中包括但不限于：

血液学检查：包括血常规、血液生化指标等，用于评估患者是否贫血、血小板数量、肝肾功能等。

肿瘤标志物检查：检测血液中的肿瘤标志物，有助于筛查和监测患者的肿瘤状况。

生化学检查：包括电解质、肝功能、肾功能等指标，以评估患者全身健康状况。

2. 影像学检查

影像学检查通过可视化技术提供对患者内部结构的直观了解，其中包括但不限于：

X线：用于观察骨骼和部分软组织的影像，有助于发现可能的骨折、肿块等情况。

CT扫描：提供横截面的高分辨率影像，用于评估器官、淋巴结和肿瘤的具体情况。

MRI：通过磁场和无辐射的方式获取高清晰度的器官影像，对软组织结构有更好的显示效果。

PET-CT：结合正电子发射层析成像和CT，提供更准确的肿瘤代谢和位置信息。

实验室和影像学检查的结合使用有助于医生全面了解患者的病情，确定肿瘤的位置、大小和扩散情况，为后续治疗方案的制订提供重要参考。

通过详细而系统的体格检查，医生能够更全面地了解患者的病情，从而为进一步的诊断和治疗提供重要的参考。这有助于医生更准确地评估患者的整体健康状况，并制订个性化的治疗方案，提高治疗的成功率。

四、如何告知坏消息与共情

（一）沟通前的准备

在面对需要告知坏消息的情境时，医生的沟通技巧和情绪管理能力显得尤为重要。以下是沟通前的准备步骤，以确保坦诚而敏感的沟通过程。

1. 获取必要信息

在告知患者坏消息之前，医生需要充分准备，包括获取必要的医学信息和病情背景。这可能涉及查阅患者的详细病历、实验室报告和影像学检查结果。准备足够的医学信息有助于医生在沟通时回答患者的问题，提供清晰的解释，以及确保患者对病情有准确的理解。

2. 调整自己的情绪与态度

医生在告知患者坏消息时需要调整自己的情绪和态度，以确保能够提供专业、理性且支持性的沟通。以下是一些调整自身情绪与态度的建议：

冷静和专业：保持冷静和专业，避免在沟通中表露个人情绪，以维持患者对医生的信任。

同理心：增强同理心，设身处地地理解患者的感受，并表达对患者的理解和支持。

积极乐观：尽量保持积极乐观的态度，强调治疗的可能性和医学进展，以缓解患者的焦虑和不安感。

通过提前获取必要信息和调整自身的情绪与态度，医生可以更有信心和有效地告知坏消息，从而确保患者在面对困难消息时能够感受到支持和理解。

（二）告知坏消息的技巧

在告知患者坏消息时，医生需要运用一系列技巧，以确保信息传递的清晰度、敏感性和有效性。以下是告知坏消息的技巧：

1. 选择合适的环境与时间

选择一个安静、私密的环境，并确保有足够的时间进行详细的讨论。避免在匆忙或嘈杂的环境中告知患者坏消息，以充分尊重患者的隐私和情感需要。为患者提供足够的时间来接受和理解消息，避免造成过分的压力。

2. 使用清晰、简明的语言

在告知坏消息时，使用清晰而简明的语言，避免使用过于专业或晦涩的医学术语。医生应以患者能理解的方式，简洁地说明病情和治疗方案。强调信息的逐步传递，确保患者能够逐渐理解和接受坏消息。

3. 听取患者的反应与回应

告知坏消息后，给予患者足够的时间来反应和表达他们的感受。医生应倾听患者的情感和反应，回应患者的疑虑和问题。在这一过程中，展现出对患者的理解和关怀，以建立起互信的沟通关系。

通过选择合适的环境与时间、使用清晰简明的语言，以及倾听患者的反应与回应，医生能够更有效地传递坏消息，减轻患者的情感负担，促进患者在面对困境时更好地应对。

（三）共情与支持

在告知患者坏消息后，共情与支持的过程至关重要，医生需要创造温暖、理解的氛围，使患者感受到关怀和支持。

1. 建立良好的沟通氛围

在告知坏消息后，医生需要努力营造良好的沟通氛围。这包括确保患者感受到医生的关注和尊重，创造一个安全、开放的空间，鼓励患者分享他们的感受和想法。通过温暖的语气和非语言表达，医生能够促进与患者之间的信任关系。

2. 表达同理心

医生在共情中应表达对患者的同理心。通过言语和姿态，医生向患者传达自己理解其感受的信息。这不仅让患者感受到被理解和被关心，也有助于建立更深层次的沟通连接。

3. 提供信息与资源

在共情的同时，医生需要为患者提供关于病情、治疗选项以及支持资源的相关信息。这有助于患者更全面地了解自己的状况，做出明智的决策，并找到适当的支持网络。提供可靠的信息可以减轻患者的不安感，增加他们对治疗的信心。

4. 鼓励患者表达感受与疑虑

医生在共情与支持过程中应鼓励患者表达他们的感受和疑虑。这有助于患者释放情绪、减轻心理负担，并促进更深层次的沟通。医生可以通过开放性的提问和耐心的倾听，引导患者表达内心的情感。

通过以上共情与支持的技巧，医生可以更好地理解患者的需求，提供更个性化、温暖的医疗服务，有助于患者更好地应对疾病挑战。

（四）处理患者情绪

在告知患者坏消息后，医生需要处理患者可能出现的悲伤、愤怒等负面情绪。

1. 应对悲伤与愤怒

患者在面对坏消息时常常会经历悲伤、愤怒等强烈情绪，医生需要以敏感和理解的态度回应。关键技巧包括：

倾听和理解：允许患者表达情感，倾听他们的感受，理解并尊重他们的情绪反应。

表达同理心：向患者表达医生对其感受的理解，表达同理心，并确认这些情绪是正常的反应。

避免批评和指责：避免对患者的情绪作出负面评价，而是积极回应并提供支持。

2. 提供心理支持

医生在处理患者情绪时需要提供适当的心理支持。这可能包括：

情感支持：通过表达理解、关心和支持，让患者感受到在困境中并不孤单。

信息支持：提供关于情绪管理、心理健康支持资源等信息，帮助患者更好地应对情绪波动。

鼓励寻求支持：建议患者与亲友分享感受，或考虑专业心理辅导，以更好地处理情绪困扰。

3. 导入专业心理服务

在处理患者情绪时，医生需要识别患者是否需要更深层次的心理支持。如果患者情绪反应较为严重，或者需要更专业的心理援助，医生可以推荐患者寻求专业心理服务，如心理治疗或咨询。

通过以上处理患者情绪的技巧，医生能够更有效地帮助患者应对坏消息带来的情绪冲击，给予患者心理支持。

（五）与家属沟通

与患者家属进行坏消息的沟通同样需要特殊的技巧和关怀，如下所示。

1. 坏消息告知技巧

在向家属传达坏消息时，医生可以采用类似患者沟通的技巧，包括选择合适的环境与时间、使用清晰简明的语言、表达同理心等。家属作为患者的亲人，同样需要在这个过程中感受到理解和支持。

2. 提供支持与协助

家属在得知患者的不好消息后可能会面临情绪上的困扰和实际上的困难。医生需要向家属提供心理支持，鼓励他们表达情感，并解答可能出现的问题。在需要的情况下，医生还可以提供协助，例如协助安排患者的家庭护理、提供社会支持资源等。

通过与家属的沟通，医生能够更好地了解患者在家庭环境中的可获得的支持和面临的挑战，为患者的全面护理提供更准确的信息和支持。

第二节　常见肿瘤的诊断与治疗

一、淋巴瘤

恶性淋巴瘤是淋巴结和（或）结外部位淋巴组织的免疫细胞肿瘤，来源于淋巴组织或组织细胞的恶变。淋巴结和淋巴组织遍布全身且与单核—巨细胞系统、血液系统相互沟通，淋巴液和血液在全身循环，故淋巴瘤可发生在身体的任何部位。其中淋巴结、扁桃体、脾及骨髓是最易受到累及的部位。无痛性进行性淋巴结肿大和局部肿块是其特征性的临床表现，同时可有相应器官压迫的症状。病变若侵犯淋巴结外的组织，如扁桃体、鼻咽部、胃肠道、骨骼或皮肤等，则以相应组织器官受损的症状为主，当淋巴瘤浸润血液和骨髓时可形成淋巴细胞白血病，如浸润皮肤时则表现为蕈样肉芽肿或红皮病。患者常有发热、消瘦、盗汗等全身症状，最后出现恶病质。

（一）临床表现与诊断

淋巴瘤是一种症状多样的疾病，其症状主要可以分为全身症状和局部组织、器官受累症状两大类。

全身症状涵盖了一系列体征，其中包括发热、盗汗以及体重下降，而这种体重下降通常指的是在短短半年内体重减少了平时体重的 10% 以上。这些症状往往在淋巴瘤的恶性程度较高或者肿瘤负荷较大的情况下更为显著，有时还伴随着皮疹、瘙痒等不适感。这一类症状的出现可能提示着疾病的进展和严重性。

另一方面，局部组织、器官受累症状主要体现为淋巴结的异常增大，特别是在颈部、下颌、锁骨上、腋窝、腹股沟等部位的浅表淋巴结逐渐增大。此外，内脏周围淋巴结的增大、肝脾肿大，以及由于骨髓异常引起的外周血细胞数量、形态及功能的异常也是常见的表现。这些症状的存在往往与淋巴瘤在身体内的扩散和影响程度密切相关。

特殊类型的淋巴瘤可能呈现出与其他疾病相似的症状，增加了其诊断的复杂性。例如，原发纵隔淋巴瘤可能导致胸闷气促、刺激性咳嗽；原发中枢淋巴瘤可引起头痛头晕、肢体感觉及活动异常；而原发于胃肠或其他内脏的淋巴瘤可能表现为局部疼痛或不适感。这种差异化的表现增加了淋巴瘤的多样性和对医生临床观察的要求。

由于淋巴瘤起病隐匿且症状多无特异性，因此上述症状久治不愈、进行性加重或反复出现的患者应进行充分的体格检查及下列实验室或辅助检查。

1. 既往病史/外院资料的了解

在了解患者既往病史和外院资料时，我们需要详细了解淋巴结肿大的发生时间以及可能的诱因。此外，对于检查到的淋巴结或肿块，需要关注其位置、大小、质地、活动度，以及与周围组织的关系，同时注意是否伴有红肿和压痛等症状。

2. 实验室检查的重点

在实验室检查方面，我们应当着重进行血常规和外周细胞分类及形态的分析。此外，需要评估肝功能、肾功能以及心功能等方面的指标。特别需要关注 β_2- 微球蛋白和乳酸脱氢酶（LDH）的升高，这可以反映淋巴瘤的肿瘤负荷情况。对于某些类型的淋巴瘤，还需要检测 EB 病毒及其病毒载量，因为这对于疾病的诊断和治疗具有重要价值。

3. 影像学的应用

在影像学方面，推荐使用 PET-CT 进行全身病灶检查，以便更准确地进行淋巴瘤的分期。在条件受限时，可以选择 CT 平扫 + 增强，而对于头颈部检查建议使用 MRI 平扫 + 增强，以提高诊断的准确性。

4. 组织活检的重要性

对于患者的淋巴瘤分型以及治疗和愈后的指导，组织活检至关重要。建议在可能的情况下进行组织活检，并完善免疫组化，必要时进行荧光原位免疫杂交（FISH）。对于恶性程度较高或经常合并骨髓、中枢侵犯的淋巴瘤，应当进行骨髓穿刺或活检，以完善骨髓形态学和组织学，同时进行分子遗传学检查。腰椎穿刺可用于明确是否合并中枢神经系统侵犯或进行鞘内注射化疗药物以防治中枢受侵。这些措施将有助于更全面、更准确地评估患者的病情，为个体化的治疗方案提供基础。

（二）治疗原则与策略

治疗计划的制订是基于多方面因素的考虑，包括患者的整体健康状况、病理类型、原发病变的位置以及临床分期等。这一综合计划应当综合考虑局部与全身治疗的原则，同时结合祛邪与扶正的理念，以避免因不考虑患者具体情况而采用过于广泛的放疗或不分青红皂白地进行"冲击化疗"的情况。

在治疗中，提倡采用适当合理的综合治疗手段，包括手术、放疗、化疗、中西医结合治疗以及免疫治疗等。这些手段的协同作战通常能够取得更好的治疗效果。这种综合治疗的方式在淋巴瘤的治疗中尤为重要。

对于淋巴瘤的类型和治疗方案，大多数情况下化疗是主要的治疗手段。然而，具体的治疗方案应根据病理分型、分期、患者年龄和体能等因素，并结合患者的个人意愿来制订。对于早期、良好病理类型的淋巴瘤，除了考虑化疗外，还可以考虑随访观察、放疗以及抗病原微生物等治疗方式。

治疗效果与患者状况密切相关，化疗的效果受到病理类型、分期、患者体能等多种因素的影响。因此，制订个体化的治疗策略是至关重要的，不同病情需要不同的治疗方案。

在治疗过程中，需要特别关注化疗引起的副作用，如肿瘤溶解综合征、药物过敏反应、心脏毒性和消化道反应等。对于接受免疫治疗的患者，还应定期监测各类器官功能，及时发现并处理免疫治疗引起的不良事件。

对于那些经过化疗未能缓解或持续进展的患者，建议及时调整治疗方案，考虑联合其他靶向药物、免疫治疗或联合放疗等方法。而对于达到临床完全缓解的患者，则可以考虑采用造血干细胞移植的方式，以降低淋巴瘤复发的风险。这一系列的调整和个性化措施有助于更好地应对患者的病情变化。

（三）治疗案例：患者汪先生的治疗经历

1. 患者信息

患者汪先生，60岁，男性，来自农村，无重大疾病史，发现右颈部淋巴结肿大1月。

2. 临床表现

汪先生在一个月内发现右颈部淋巴结逐渐肿大，无痛，伴有低热和夜间盗汗。

3. 诊断过程

（1）既往病史和外院资料了解：汪先生无其他疾病史，淋巴结肿大未引起注意。

（2）实验室检查：发现血常规异常，β2-微球蛋白和乳酸脱氢酶（LDH）水平升高。

（3）影像学检查：PET-CT显示右颈部淋巴结代谢异常增高，考虑淋巴瘤，无明显远处转移（图1-1）。

（4）组织活检：淋巴结活检确认为弥漫大B细胞淋巴瘤（DLBCL）。骨髓穿刺活检未见骨髓侵犯。

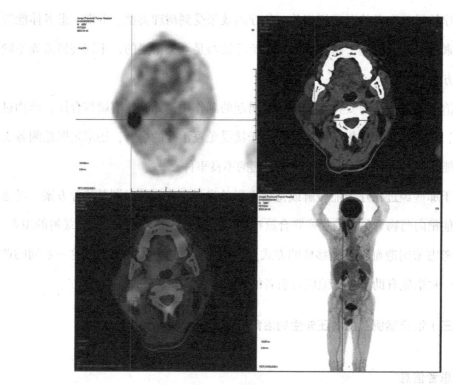

图1-1　PET/CT检查

4. 治疗方案

（1）化疗：根据病理类型和分期，李先生接受了R-CHOP方案（利妥昔单抗、环磷酰胺、多柔比星、长春新碱和泼尼松）的化疗。

（2）监测和支持治疗：在化疗期间，定期监测血常规和肝肾功能，预防和处理化疗引起的副作用。

（3）放疗：化疗后，针对残留的淋巴结肿大区域进行了放疗，以巩固疗效。

5. 治疗反应

经过 6 个周期的 R-CHOP 化疗和放疗，汪先生的淋巴结肿大明显缩小，症状得到缓解。

6. 随访和维持治疗

汪先生在治疗结束后进入定期随访阶段，每 3 个月进行一次全面检查，包括血常规、生化指标和影像学检查。

考虑到汪先生的病情和治疗反应，医生建议他参加临床试验，尝试新的免疫治疗药物，以降低复发风险。

7. 预后

汪先生的治疗反应良好，目前处于临床完全缓解状态。医生强调了健康生活方式的重要性，并建议他保持良好的心理状态，以提高生活质量。

二、肺癌

肺癌在全球范围内占据肿瘤死亡原因的首位，每年有 160 万人因肺癌不幸离世。在中国，肺癌的死亡率和发病率在各种恶性肿瘤中均高居榜首，形成了严峻的健康挑战。非小细胞肺癌是最常见的类型，包括腺癌、鳞状细胞癌和大细胞癌，其中 85% 的患者被诊断为非小细胞肺癌。

尽管肺癌的确切病因和发病机制尚未完全明确，但研究普遍认为与多种因素有关。主动吸烟，接触二手烟，职业性接触石棉、镍、铬和砷等有毒物质，以及辐射暴露、室内和室外污染等因素被认为是肺癌发生的重要影响因素。特别是吸烟，占据了肺癌最主要的病因，美国和其他吸烟盛行国家肺癌病例的 80% 以上都是由吸烟引起。

（一）临床表现与诊断

5%~15% 的患者无症状，尤其早期患者，易被忽略，临床表现主要与肿瘤大小、类型、发展阶段、所在部位、有无并发症或转移有密切关系。原发肿瘤引起的症状和体征为咳嗽、咳痰（痰中带血）或咯血、气短或喘鸣、发热、体重下降等；还包括肺外胸内扩展、胸外转移、胸外表现等原因引起的症状或体征。

肺癌的远期生存率与早期诊断密切相关，临床上常用病理学检查、痰液细胞检查、胸片、胸部 CT、肿瘤标志物、分子诊断等技术进行诊断。

1. 病理学检查（诊断金标准）

经皮穿刺肺活检术（PALB）是一种在 X 线透视、B 型超声波或 CT 引导下进行的微创手术，通过细针刺入病变部位，抽取部分细胞或组织，随后进行病理学检查以明确诊断。这一操作方式允许医生在 X 线透视、B 型超声波或 CT 的实时引导下进行操作，其中 CT 引导下的 PALB 在临床实践中取得了广泛的应用。

PALB 的优点显而易见，包括微创性、准确定位、高检出率以及较少的并发症。这使得它成为一种颇受青睐的肺部疾病诊断方法。特别是在 CT 引导下进行的经皮肺穿刺活检术，其在临床上的成功应用更是凸显了其重要性。该操作方式的微创性质使得患者能够更快恢复，同时定位的准确性和高检出率有助于提高诊断的精准性。

PALB 的适用范围主要集中在孤立或多发性病变的处理上，尤其对于需要获取局部感染细菌诊断的肺良性病变而言更是得心应手。通过这一方法，医生能够有效地获取足够的细胞或组织样本，有助于明确病变的性质和病因，从而为后续治疗提供有力的支持。

2. 纤维支气管镜检查

可见的支气管内病变经刷检可达到 92% 的诊断率，而活检则可高达 93%，有效提升对周围型肺癌的诊断准确性。在支气管镜检查过程中，对灌洗物、刷检物以及浅表淋巴结穿刺等的检查也能为诊断提供关键帮助。

3. 肺癌影像学检查

主要涉及胸部 X 线片、CT、核磁共振以及正电子发射断层显像（PET）等多项检查。通常而言，X 线胸片可用于确认肺内直径大于或等于 10mm 的非钙化小结节。在目前肺癌筛查技术中，多层螺旋 CT（MSCT）低剂量扫描处于最先进水平，对于周围型非钙化小结节，尤其是早期肺癌的敏感性远远超过 X 线胸片。低剂量 MSCT 能够高度准确地发现直径超过 5mm 的小型肺癌。而 PET-CT 则具有全身同时检查的优势，拥有更高的特异性，但相对较低的分辨率使其更适用于定性诊断。

4. 肺癌的分子诊断

肺癌分子诊断在影像学和细胞学筛查中扮演着重要的角色，不仅包括早期诊断，还包括预测预后指标和靶向治疗。当前，肺癌分子诊断的研究焦点主要涉及基因突变与靶向治疗预测、miRNA、肿瘤干细胞、甲基化等方面。在这里，我们将重点介绍一些肺癌分子检测的新靶点。精准治疗肺癌可通过检测肿瘤基因突变来针对驱动肺癌产生的特定基因突变进行靶向治疗。

5. 最常见的基因突变

EGFR 基因突变：表皮生长因子受体（EGFR）经常发生外显子 19 缺失和外显子 21 L858R 点突变，这两者都是 EGFR 酪氨酸激酶抑制剂（EGFR-TKI）的敏感性变异。相反，外显子 20 的 T790M 突变与 EGFR-TKI 获得性耐药有关。这是最常见的 EGFR 突变情况之一。

间变性淋巴瘤激酶（ALK）融合基因：ALK 融合基因中，最为普遍的类型是棘皮动物微管相关类蛋白 4（EML4）基因与 ALK 的融合，形成了 EMLA4-ALK。这种融合基因主要出现在那些不怎么吸烟或者几乎不吸烟的肺腺癌患者中。在非小细胞肺癌（NSCLC）患者中，ALK 融合基因的发生率大约为 5%。

K-ras 突变：Ras 突变算是 EGFR 下游信号通路里相当关键的一个角色。Ras 有能力激活丝氨酸/苏氨激酶 Raf，引发原初活化的蛋白激酶 ERK1 和 ERK2，以及一系列可刺激细胞增殖的核蛋白。尤其是 K-ras 这个 Ras 基因，在肺癌的生存和预后中扮演着重要的角色。此外，还有其他一些相关基因，比如 ROS-1、RET、MET、HER2 等。

当前，协助临床医生为肺癌患者制订更为准确的治疗方案和预后评估已经成为可能，这是通过结合病理学诊断、影像学诊断以及分子诊断等多种检测手段来实现的。

（二）治疗原则与策略

目前，肺癌的治疗主要采取以手术为主的综合治疗，但肺癌确诊时80%的患者已经失去手术机会，外科手术只适用于Ⅰ期至ⅢA期非小细胞肺癌，然而仍有很高比例的肿瘤会复发，其5年总生存率从ⅠA期的83%到ⅢA期仅为36%，在完全切除的Ⅱ期和ⅢA期非小细胞患者中，以铂类为基础的辅助化疗可提高总体生存率，对于4cm或更大的IB期病灶可能存在获益。由于外科手术及放疗技术的进步，早期肺癌的总体生存率也有所改善。对于晚期无法手术的非小细胞肺 match 癌，标准疗法为化疗与放疗的治疗，且联合治疗比序贯治疗更有优势。非小细胞肺癌的分子靶向治疗最初是在20世纪90年代后期通过引入吉非替尼〔EGFR 酪氨酸激酶抑制剂（TKI）〕而使用的。在未选择人群中，缓解率约为10%，其中在亚洲不吸烟女性患者中的缓解频率增加。与先前的经典化疗相比，另一种针对 EGFR 的 TKI 厄洛替尼与生存期延长相关。回顾性研究随后验证，在受益于 EGFR TKIs 的绝大多数患者中观察到了激活的 EGFR 突变。自此，match 其他的基因改变，包括 ALK 重排、ROS1 融合和 BRAF 突变导致有效靶向 match 疗法的发展。

1. 靶向治疗

通过结合肿瘤基因分型技术，可以对患者进行个体化的治疗。在多中心肺癌突变相关研究中，在64%的肺腺癌患者中观察到了可靶向致癌的驱动程序，与未进行靶向治疗的患者相比，采用靶向治疗可明显提高生存率。

2.EGFR

EGFR 属于受体酪氨酸激酶家族，还包括人表皮生长因子受体2（HER2）、HER3 和 HER4，对 EGFR TKIs 敏感性相关的最常见的 EGFR 突变包括外显子19缺失和外显子 21（L858R）的错义突变。与先前未经治疗的 EGFR 突变患者相比，第一代 EGFR TKIs（包括吉非替尼和厄洛替尼）显示出更高的客观反应率（ORR）和无进展生存期（PFS），与仅靶向 EGFR 的可逆竞争性 ATP 抑制剂第一代 EGFR TKI 相比，包括阿法替尼和达克替尼的第二代抑制剂是不可逆的抑制剂，其也靶向 HER2 和 HER4。与吉非替尼相比，阿法替尼和达克替尼的 PFS 均有改善。目前靶向治疗的生存性是耐药问题，获得第一代 TKI 耐药的最常见原因是外显子 20 中的第二个 EGFR 突变，密码子 790（T790M）突变。该突变通过位阻或酪氨酸激酶结构域对 ATP 的亲和力提高而影响初始 EGFR TKI 功效。其他抗性机制包括 HER2 扩增或 MET、BRAF 或磷脂酰肌醇 –4，5– 双磷酸 3 激酶催化亚基 α（PIK3CA）突变，以及 SCLC 转化，表明需要进行进一步的分子分析来确定下一个适当的治疗。第三代 EGFR TKI 是原始致敏突变和 T790M 突变的选择性抑制剂，同时保留了野生型 EGFR。这些药物与 797 号密码子上的半胱氨酸共价结合，克服了 T790M 突变带来的增强的 ATP 亲和力。奥西替尼是第三代 EGFR TKI，对于第一代 EGFR TKI 进展后继发 EGFR（T790M）突变的 NSCLC 患者有效，与基于铂的细胞毒疗法相比，ORR 和 PFS 升高。

3.ALK

ALK 编码的跨膜受体酪氨酸激酶在人体中的功能还不清楚。在 ALK 重排中，最常见的伴侣是棘皮动物微管相关蛋白样 4 基因（EML4–ALK）。克唑替尼是 ALK、MET 和 ROS1 酪氨酸激酶的口服竞争性 ATP 抑制剂，具有对抗 ALK 融合阳性非小细胞肺癌的活性。与先前治疗和未治疗的患者相比，克唑替尼与细胞毒性治疗相比，ORRs 和中位 PFS 均得到改善。大多数以前用克唑替尼治疗的患者都受益于第二代 ALK 抑制剂，包括色瑞替尼、艾乐替尼和布加替尼 。与 ALK 阳性 NSCLC 77 的一线细胞毒性治疗相比，色瑞替尼还增加了中位 PFS。

4.ROS1

ROS1 编码一种受体酪氨酸激酶，当重排导致其酪氨酸激酶结构域与伴侣基因

（例如 CD74 82）融合时，其被组成性激活。由于 ROS1 和 ALK 的激酶结构域之间的高度同源性，用于治疗 ALK 阳性肿瘤的药物包括克唑替尼、色瑞替尼和劳拉替尼，在 ROS1 阳性肿瘤中也显示出明显的活性。获得性 ROS1 重排对克唑替尼的抗性机制包括继发突变，最常见的是 G2032R，野生型 EGFR 信号激活，KRAS 和 KIT 突变。

其他靶点包括 BRAF V600E 与针对其突变的 vemurafenib 和 dabrafenib，或针对 MET 扩增的 dabrafenib；其他突变包括 HER2 突变，原癌基因 RET 的重排（编码受体酪氨酸激酶），以及神经营养性酪氨酸受体激酶（NTRK）基因 1、2 和 3 的融合体等潜在可靶向的基因突变。

5. 免疫治疗

目前，非小细胞肺癌的免疫治疗主要是指采用免疫检查点抑制剂进行治疗，而 PD-1/PD-L1 抗体则是这一领域的代表性"巨星"。简单来说，正常情况下激活的 T 细胞能够分辨"友敌"，对人体内异常的癌细胞进行清除。然而，癌细胞十分狡猾，它们善于利用免疫检查点，例如 PD-L1，来掩饰自己的"不良身份"。PD-L1 蛋白存在于癌细胞表面，与 T 细胞表面的 PD-1 蛋白结合，导致 T 细胞失去识别的能力，将癌细胞误认为"同类"，从而使癌细胞逃脱 T 细胞的攻击。截至目前，FDA 已经批准了 4 种免疫抑制剂，用于非小细胞肺癌治疗，包括以 PD-1 为靶点的纳武利尤单抗（Nivolumab）和帕博利珠单抗（Pembrolizumab），以及以 PD-L1 为靶点的阿特珠单抗（Atezolizumab）和度伐鲁单抗（Durvalumab）。免疫检查点抑制剂治疗已被批准作为晚期非小细胞肺癌患者一线细胞毒性治疗的标准。相较于多西他赛治疗，在铂类细胞毒性治疗期间或之后，采用纳武利尤单抗治疗的转移性非小细胞肺癌患者中，中位总生存期显著更长。此外，与多西他赛治疗相比，其他免疫检查点抑制剂，如帕博利珠单抗和阿特珠单抗，也显示出改善总生存期的显著效果。

（三）案例：张先生的肺癌治疗历程

1. 患者信息

张先生，58 岁，长期吸烟者，近期因持续咳嗽和体重下降就医，经检查被诊断为非小细胞肺癌（NSCLC）。

2. 临床表现

张先生出现了咳嗽、咳痰（痰中带血）和体重下降的症状，经过胸部CT检查（图1-2），发现肺部有一处直径约4cm的肿瘤。

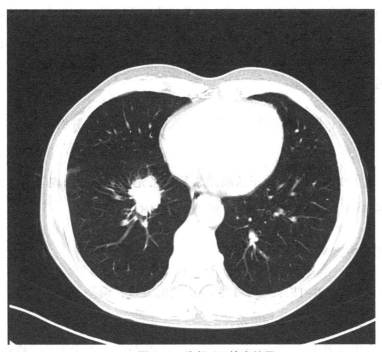

图 1-2　胸部 CT 检查结果

3. 诊断过程

（1）病理学检查：张先生接受了经皮穿刺肺活检术（PALB），在CT引导下成功获取了肿瘤组织样本，病理学检查结果显示为肺腺癌。

（2）分子诊断：进一步的分子诊断发现张先生的肿瘤具有EGFR基因外显子19的缺失突变。

4. 治疗方案

（1）靶向治疗：根据张先生的EGFR基因突变情况，医生推荐使用第一代

EGFR 酪氨酸激酶抑制剂（EGFR-TKI）进行治疗。

（2）定期监测：在治疗过程中，医生建议定期进行胸部 CT 和分子标记物检测，以监测病情变化和治疗效果。

5. 治疗过程

张先生开始使用吉非替尼进行治疗，初期症状有所缓解，咳嗽减少，体重稳定。然而，经过约 9 个月的治疗后，张先生的肿瘤出现了进展，CT 检查显示肿瘤体积增大。

6. 耐药性分析

（1）二次活检：医生建议张先生进行二次活检，以确定肿瘤是否发生了新的基因突变。

（2）发现 T790M 突变：分子诊断结果显示张先生的肿瘤出现了 EGFR T790M 突变，这是导致对第一代 EGFR-TKI 耐药的常见原因。

7. 调整治疗方案

（1）第三代 EGFR-TKI：鉴于 T790M 突变的发现，调整了治疗方案，为张先生开具了第三代 EGFR-TKI 药物奥希替尼。

（2）免疫治疗考虑：同时，考虑到张先生的病情，也考虑将免疫检查点抑制剂纳入治疗方案，以 PD-1 单抗作为备选方案。

8. 治疗效果

使用奥西替尼后，张先生的病情得到了控制，肿瘤体积缩小，症状得到缓解。医生建议继续监测，并根据病情变化调整治疗方案。

9. 总结

张先生的案例展示了肺癌患者可能经历的诊断和治疗过程，包括病理学检查、分子诊断、靶向治疗以及耐药性问题的处理。通过个体化治疗和定期监测，张先生的病情得到了有效控制，体现了精准医疗在肺癌治疗中的重要性。

三、乳腺癌

乳腺癌是严重威胁全球女性健康的恶性肿瘤之一。世界卫生组织相关研究机构2020年发布的数据显示，乳腺癌已经成为全球第一大癌症。近年来，我国乳腺癌发病率逐年上升。2020年我国新发乳腺癌病例41.6万例，位列我国女性新发恶性肿瘤人数之首；同年乳腺癌死亡病例11.7万例，位列我国女性恶性肿瘤死亡人数的第四位。我国乳腺癌发病高峰年龄段在45～55岁，早于西方发达国家。

（一）临床表现与诊断

早期乳腺癌的症状多不明显，常以乳房肿块、乳房皮肤异常、乳头溢液、乳头或乳晕异常等局部症状为主，由于表现不明显，非常容易被忽视。

乳房肿块是乳腺癌早期最常见的症状。将乳腺以十字交叉分区，肿块常位于外上限，多为单侧单发，质硬，边缘不规则，表面欠光滑，不易被推动。大多数乳腺癌为无痛性肿块，少数病例伴有不同程度的隐痛或刺痛。

乳房肿块常易侵犯周围局部组织，出现多种体征。当肿块侵犯腺体与皮肤之间的韧带，可牵拉皮肤形成凹陷，状如酒窝，故称"酒窝征"。

当癌细胞阻塞了淋巴管，可造成淋巴水肿，乳腺皮肤呈橘皮样改变，又称"橘皮征"。当癌细胞浸润到皮内生长，可在主病灶周围形成散在的皮肤硬性结节，即"皮肤卫星结节"。

特殊类型的乳腺癌，如炎性乳腺癌，乳房皮肤表现为红肿、增厚、变硬，出现橘皮样外观，逐渐变成似淤血的紫红色。

当肿块侵犯乳头或乳晕下区时，可因牵拉乳头，使其凹陷、偏向，甚至完全缩入乳晕后方。特殊类型的乳腺癌，如乳头湿疹样癌，表现为单侧乳头、乳晕及其周围皮肤瘙痒，出现红色斑片状湿疹样外观，表面多有渗出结痂或角化脱屑，严重时可形成溃疡。

部分乳腺癌患者在非生理状态下（如妊娠和哺乳期），单侧乳房可出现乳头溢液，液体的性质多为血性、浆液性或水样。

当乳腺癌发生癌细胞脱落，可侵犯周围淋巴管，并向其局部淋巴引流区转移。初期患者多表现为同侧腋窝淋巴结肿大，肿大的淋巴结尚可活动。随后，淋巴结由小变大、由少变多，最后相互融合固定。当病情继续发展，可在锁骨上和对侧腋窝摸到转移的淋巴结。

乳腺癌患者中晚期会出现恶病质的表现，可伴有食欲不振、厌食、消瘦、乏力、贫血及发热等症状。部分患者可因转移出现转移灶的症状，以肺、胸膜、骨、肝、脑为主。肺转移患者可出现咳嗽、呼吸困难、咯血、胸痛等症状。骨转移主要表现为骨痛、高钙血症、碱性磷酸酶升高、乳酸脱氢酶升高等。肝转移灶较小时，并无特殊症状，当肿块较大，或范围较广时可出现肝肿大、肝区疼痛、食欲下降、腹胀等，晚期可出现黄疸、腹水等症状。脑转移临床表现主要为头痛、呕吐和视神经乳头水肿，可出现癫痫发作。脑膜转移主要表现有脑膜刺激征、颅神经受累、颅内压增高等。

1. 早期乳腺癌确诊检查

体格检查（乳腺触诊）：用于乳腺癌的初筛，判断初诊患者是否存在乳房异常迹象（如乳房肿块、乳房皮肤改变、乳头溢液等），以及淋巴结的情况。

双侧乳腺 X 线摄片：广泛用于乳腺癌的筛查，其优势在于看钙化灶，尤其是一些细小钙化灶（可能是极早期乳腺癌的表现）。

乳腺超声：用于乳腺癌的诊断及鉴别诊断，能够对肿块的性质作出判断。年轻妊娠女性、哺乳期妇女，可作为首选的影像学检查。

乳腺磁共振（MRI）：用于乳腺癌的分期评估，对发现微小病灶、多中心、多病灶及评价病变范围有优势。

活检（确诊）：用于疑似乳腺癌，但影像学又不能明确的患者，可将肿块连同周围乳腺组织一同切除，做组织病理学检查。除了直接切除外，还可以在超声引导下对肿块进行穿刺，取出少量肿块组织进行病理学检查。

乳腺癌肿瘤标志物检查：包括血清癌抗原 15-3（CA15-3）、血清癌胚抗原（CEA）、血清癌抗原 125（CA125）等，为确诊乳腺癌提供补充依据，以及对术后复发、转移情况进行监控。

2. 病理学诊断

基本病理：①明确病灶大小；②病理组织学类型；③组织学分级；④有无脉管侵犯；⑤有无合并原位癌；⑥病灶切缘情况；⑦淋巴结情况；⑧肿瘤浸润淋巴细胞（TILs）的评估；⑨乳腺癌新辅助治疗后病理评估。

分子病理：①对所有乳腺浸润性癌病灶进行 ER、PR、HER-2、Ki-67、PD-L1 的检测；②多基因表达谱检测：多基因表达谱分型可为临床病理分型提供信息，已有大量循证医学数据证实其在乳腺癌预后评估和疗效预测中的作用；目前国际上常用的多基因表达谱检测包括 21 基因（Oncotype DX）、70 基因（MammaPrint）、50 基因（Prosigna）、12 基因（EndoPredict）、28 基因（RecurIndex）以及乳腺癌指数（breast cancer index，BCI）等。

3. 分子分型

随着驱动基因重要性的不断增强，根据患者是否有基因突变，激素受体和细胞分子状态将乳腺癌分为 4 个亚型：Luminal A、Luminal B、HER-2 过表达型和三阴型（Basal-like 型）。

结果判读标准：

HER2 表达：免疫组化 IHC 或原位杂交 FISH 检测；IHC 检测：3+、2+（且 FISH 检测为阳性）为 HER2 阳性。

ER、PR 表达：免疫组化 IHC 检测，阳性阈值为 ≥ 1%，ER 1%~10% 为弱阳性，> 10% 为阳性；PR 建议 20% 阳性作为 Luminal A 和 Luminal B 的临界值。

（二）治疗原则与策略

乳腺癌的治疗采用的是以手术治疗为主的综合治疗策略。

1. 手术治疗

乳腺癌作为女性中常见的恶性肿瘤，在治疗方面，手术仍然是首选方法。然而，并非所有患者都能够适宜地接受手术治疗。这种情况可能出现在全身情况较差、主要脏器存在严重疾病或年老体弱的患者身上。因此，在决定手术治疗时，医生需要综合考虑患者的整体健康状况，以确定是否为其选择手术治疗。

此外，不同阶段和不同情况的乳腺癌患者需要不同的手术方式。保留乳房切除术适用于临床Ⅰ期和Ⅱ期的乳腺癌患者，但对于无法获得切缘阴性的患者，则不推荐采用这种方式。改良根治术在生存率上与传统根治术无明显差异，但在外观效果上更为优越，因此在临床实践中得到广泛应用。

根治术和扩大根治术范围包括整个乳房、胸大肌、胸小肌以及腋窝淋巴结的切除，但这两种方式已经较少使用。对于一些特定的患者，比如原位癌、微小癌或者不适合根治术的患者，全乳房切除术可能是更合适的选择。

在处理腋窝淋巴结时，需要根据淋巴结的病理情况进行不同的处理。对于腋淋巴结阳性的患者，腋淋巴结清扫术是必要的。而对于腋淋巴结阴性的患者，则可以首先进行前哨淋巴结活检术，以确定是否需要进一步的处理。

2. 化学治疗

乳腺癌作为实体瘤中对化疗最为敏感的一种肿瘤，化疗在其整个治疗过程中具有重要的地位。手术是治疗的首要选择，其目标是尽可能去除肿瘤负荷，但由于乳腺癌的高复发率，术后辅助化疗显得尤为必要。特别是对于浸润性乳腺癌伴腋淋巴结转移的患者，辅助化疗已成为治疗的必要手段。而对于腋淋巴结为阴性但存在高危复发因素的患者，术后辅助化疗也被认为是适宜的选择。

在化疗方案的选择上，针对不同情况有着不同的考量。对于肿瘤分化差、分期晚的病例，常规选择是蒽环类联合紫杉类的化疗方案，如 EC-T 方案（针对 HER-2 阳性的三阴性乳腺癌患者的常用治疗方案之一）。而对于肿瘤分化较好、分期较早的患者，则可以考虑使用基于紫杉类的 TC 方案（即紫杉醇、卡铂的治疗方案）。不过，传统的 CMF 方案（这种方案通常用于早期乳腺癌）由于其毒副作用较大，目前已很少被采用。

在进行化疗前，必须确保患者没有明显的骨髓抑制和肝功能异常，以减少药物的副作用。另外，对于应用阿霉素的患者，需要特别关注其可能引发的心脏毒性，而相比之下，表柔比星的心脏毒性和骨髓抑制作用较低，因此更广泛地被应用。

术前化疗，又称为新辅助化疗，主要用于局部晚期的病例。其目的不仅在于缩小肿瘤、提高手术成功机会，更重要的是探测肿瘤对药物的敏感性，以便在后续治疗中调整方案。

3. 内分泌治疗

乳腺癌的治疗方案通常根据肿瘤中雌激素受体（ER）的含量来确定激素依赖性。高 ER 含量意味着肿瘤对内分泌治疗的敏感性较高，相反，低 ER 含量则预示着对内分泌治疗的反应性较差。因此，在激素受体阳性的乳腺癌病例中，内分泌治疗被视为首选方案。

对于乳腺癌的内分泌治疗，需要特别关注患者的月经状态。根据月经情况，可分为绝经前和绝经后两期。

关于绝经的定义和标准：

①双侧卵巢切除术后；

②年龄 60 岁以上；

③年龄 60 岁以下，自然停经 12 个月以上，且血 E2、FSH 达到绝经后水平；

④年龄 60 岁以下，接受三苯氧胺、托瑞米芬治疗，血液 E2、FSH 达到绝经后水平。

接受化疗的绝经前妇女，也可能出现停经，这不等于绝经；使用药物进行卵巢功能抑制的患者，也不能简单判断是否绝经。绝经前女性的雌激素主要由卵巢分泌，而绝经后女性的雌激素不再由卵巢分泌，而是主要由肾上腺和部分脂肪组织分泌。二者所使用的药物类型也有所区别。

根据乳腺癌内分泌治疗的药物作用原理，可分为选择性雌激素受体调节剂（SERM）、芳香化酶抑制剂（AI）、卵巢去势（LHRH 类似物或手术）、孕激素类等。

（1）选择性雌激素受体调变剂（SERM）

这类药物主要通过与雌激素竞争结合 ER，抑制雌激素对肿瘤生长转移的促进作用。这类药物主要适用于绝经前/后乳腺癌患者，最常见的包括他莫昔芬（TAM）、托瑞米芬（如法乐通）等。

他莫昔芬目前在临床上使用广泛，价格便宜，但同时可能引起血脂代谢改变、血栓形成、阴道干涩、月经紊乱、卵巢囊肿、子宫内膜增厚等，因此，使用此药物需要定期行妇科检查，监测子宫内膜厚度、血脂水平，注意小腿有无肿胀疼痛。若有血脂代谢异常，可适当服用调节血脂的药物；若有子宫内膜增厚合并功能性子宫出血，应该及时行子宫内膜活检，明确是否发生癌变。

此外，还有以氟维司群为代表的雌激素受体下调剂。氟维司群是近年来发现的一类新型甾体类雌激素受体拮抗剂，是 TAM 或 AI 治疗后的绝经后晚期乳腺癌一线标准内分泌治疗药物。氟维司群较三苯氧胺能更强地抑制乳腺癌细胞生长，而且无三苯氧胺的弱雌激素作用。氟维司群的副作用包括注射部分反应、虚弱、肝酶升高、恶心、潮热、呕吐、腹泻、皮疹等。

（2）芳香化酶抑制剂（AI）

绝经后的女性卵巢功能衰退，雌激素主要由肾上腺、脂肪转化而来，芳香化酶抑制剂就是通过抑制这一转化过程发挥作用，因此适用于绝经后的乳腺癌患者。这类药物最常见的包括阿那曲唑（如瑞宁得）、来曲唑（如弗隆）、依西美坦（如阿诺新）。

芳香化酶抑制剂的副作用主要包括：骨骼钙质流失、骨质疏松、肌肉关节疼痛、心血管不良事件、心悸潮热等更年期症状。

（3）卵巢去势（LHRH 类似物或手术）

使用药物、手术切除卵巢、放疗等方式，可以降低或避免卵巢发挥作用，降低乳腺癌复发转移风险,常用于绝经前复发转移乳腺癌患者。卵巢功能抑制药物(ovarian function suppression, OFS）包括戈舍瑞林、亮丙瑞林等。通过对垂体持续刺激，抑制垂体分泌促卵泡激素（FSH）和促黄体激素（LH），从而达到下调雌激素水平的目的。

（4）孕激素类

常见的药物包括醋酸甲地孕酮片。通过负反馈作用抑制卵泡刺激素和黄体激素的分泌，减少卵巢雌激素的产生，通过抑制促肾上腺皮质激素的分泌，减少肾上腺皮质中雌激素的产生；与孕激素受体 (PR) 结合后竞争性抑制雌二醇与 ER 的结合，阻断了雌激素对乳腺癌细胞的作用。可用于晚期乳腺癌的姑息性治疗，并可改善晚期肿瘤患者的食欲和恶病质。副作用主要是肥胖、体液潴留、高血糖和高血压等。

（5）CDK4/6 抑制剂

通过阻断细胞周期中 G1 期到 S 期的进程来抑制 ER 阳性乳腺癌细胞的增殖。帕博西利是全球首个 CDK4/6 抑制剂，它曾获美国 FDA 突破性疗法认定，并已先后于2015 年和 2018 年在美国和中国获批上市。用于激素受体 (HR) 阳性、人表皮生长因子受体 2（HER2）阴性的局部晚期或转移性乳腺癌；与芳香化酶抑制剂联合使用作为绝经后女性患者的初始内分泌治疗；用于治疗晚期乳腺癌。这类药物最常见的还包括阿贝西利、瑞博西利、达尔西利。

（6）组蛋白去乙酰化酶抑制剂

通过抑制组蛋白去乙酰化酶的活性，提高组蛋白的乙酰化水平引发染色质重塑，改变肿瘤发生的多条信号通路的基因表达，促进肿瘤细胞生长停滞、分化及凋亡。代表药物西达苯胺，具有对肿瘤异常表观遗传功能的调控作用。将芳香化酶抑制剂（AI）＋西达本胺作为激素受体阳性（HR+）绝经后晚期患者经他莫昔芬治疗失败后的 I 类推荐，甾体类 AI+ 西达本胺作为激素受体阳性（HR+）绝经后晚期患者经非甾体类 AI 治疗失败后的 I 类推荐，证据级别均为 1A 类。

（7）mTOR 抑制剂

依维莫司于 2012 年获批，适用于激素受体阳性复发转移性乳腺癌，及 PIK3CA基因突变的其他分型复发转移性乳腺癌。依维莫司的副作用包括口腔炎、感染、虚弱、乏力、咳嗽、腹泻等。

4. 放射治疗

放射治疗是治疗乳腺癌的重要手段之一，通过利用辐射线直接杀灭癌细胞，实现局部治疗的效果。常与手术或化疗联合应用，旨在降低肿瘤的扩散和复发风险，提高患者的生存率。对于晚期乳腺癌患者，有时也可以考虑进行姑息性放疗，以缓解症状和提高生活质量。

5.靶向治疗

转基因技术制备的曲妥珠单抗对 HER2 过度表达的乳腺癌患者具有显著疗效。该药能有效降低患者术后复发转移的风险，并提高无病生存期。除曲妥珠单抗外，帕妥珠单抗、T-DM1、拉帕替尼、吡咯替尼等也是主要药物选择。这些药物可根据病情不同，与化疗联合或序贯使用，适用于新辅助、辅助和晚期乳腺癌治疗，并可与内分泌药物联合使用，提高治疗效果。

（三）乳腺癌治疗案例

1.患者概况

黄女士，43 岁，左侧乳腺癌，初诊日期 2023 年 8 月。

2.症状与初诊

李女士在 2022 年 10 月洗澡时无意间发现左侧乳房有鹌鹑蛋大小无痛肿块，未重视，2023 年 8 月发现肿瘤较前明显增大，随即到医院进行进一步检查。体格检查显示，右侧乳房外上象限有一个约 2.5cm 的肿块，质硬，边缘不规则，表面不光滑，不能推动。李女士没有感到明显的疼痛，但乳房皮肤出现轻微凹陷（酒窝征）。

3.诊断与检查

乳腺 X 线摄片：发现左侧乳房有密集的钙化灶。

乳腺超声：确认左侧乳房肿块（BI-RADS4C 级），腋窝淋巴结肿大。

乳腺 MRI：显示左侧乳房多发肿块，BI-RADS5 级，腋窝淋巴结肿大（图 1-3）。

活检：通过超声引导下穿刺，取得肿块组织进行病理检查。病理结果显示浸润性导管癌，ER 阳性（80%）、PR 阳性（60%）、HER2 阳性（2+，FISH 阳性），Ki-67 指数为 30%。腋窝淋巴结细胞学找见癌细胞。

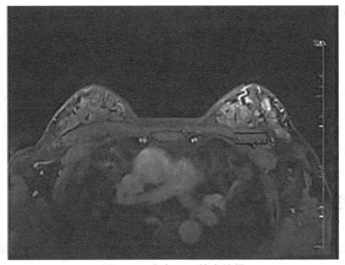

图 1-3　乳腺 MRI 检查结果

4. 治疗方案

因为患者较年轻，对于形象要求较高，根据病理结果及患者的身体状况，多学科会诊（MDT）制定了综合治疗方案，包括新辅助治疗、手术、术后化疗、内分泌治疗和靶向治疗。

（1）新辅助治疗

黄女士在 2023 年 8 月至 12 月接受 TcBHP（曲妥珠单抗 + 帕妥珠单抗 + 白蛋白紫杉醇 + 卡铂）新辅助治疗 6 周期。

（2）手术治疗

黄女士在 2024 年 1 月接受了单侧乳腺改良根治术 + 背阔肌肌皮瓣全乳房重建术。手术中切除乳房的肿瘤，并进行了腋淋巴结清扫术并行乳房重建。术后病理显示高级别导管内癌伴少量非特殊浸润性癌，MP 分级 4 级，腋淋巴结 0/15 阳性。ER 阳性（60%）、PR 阳性（10%）、HER2 阳性（3+），Ki-67 为 20%。

（3）术后治疗

由于黄女士术前淋巴结转移，术后未达到 PCR（病理完全缓解），故术后需接受左胸壁和左锁骨上区的放射治疗，以减少局部复发的风险。同时需行恩美曲妥珠单抗维持靶向治疗 1 年，之后再行 OFS 联合 AI 内分泌治疗 5 年。目前放疗及靶向治疗过程顺利，没有出现严重副作用。

5. 总结

通过综合治疗，包括手术、化疗、内分泌治疗、靶向治疗和放射治疗，黄女士的乳腺癌得到了有效控制，并进行乳房重建让黄女士恢复自信。治疗过程中，患者积极配合治疗，遵从医嘱，目前治疗效果良好，每3月复查影像暂无复发转移征象。

四、食管癌

食管癌是常见的消化道肿瘤，全世界每年约有30万人死于食管癌。其发病率和死亡率各国差异很大。我国是世界上食管癌高发地区之一，每年有大量患者因食管癌导致死亡。男多于女，发病年龄多在40岁以上。食管癌典型的症状为进行性吞咽困难。

（一）临床表现与诊断

早期食管癌症状常不明显，但在吞咽粗硬食物时可能有不同程度的不适感觉，包括咽下食物梗噎感，胸骨后烧灼样、针刺样或牵拉摩擦样疼痛。食物通过缓慢，并有停滞感或异物感。梗噎停滞感常通过吞咽水后缓解消失。症状时轻时重，进展缓慢。

中晚期食管癌典型的症状为进行性咽下困难，先是难咽干的食物，继而是半流质食物，最后水和唾液也不能咽下。常吐黏液样痰，为下咽的唾液和食管的分泌物。患者逐渐消瘦、脱水、无力。持续胸痛或背痛表示为晚期症状，癌已侵犯食管外组织。当癌肿梗阻所引起的炎症水肿暂时消退，或部分癌肿脱落后，梗阻症状可暂时减轻，常误认为病情好转。若癌肿侵犯喉返神经，可出现声音嘶哑；若压迫颈交感神经节，可产生Horner综合征；若侵入气管、支气管，可形成食管、气管或支气管瘘，出现吞咽水或食物时剧烈呛咳，并发生呼吸系统感染。最后出现恶病质状态。若有肝、脑等脏器转移，可出现黄疸、腹腔积液、昏迷等状态。体格检查时应特别注意锁骨上有无增大淋巴结、肝有无包块，以及有无腹腔积液、胸腔积液等远处转移体征。

诊断食管癌的方法主要包括内镜检查、影像学检查和病理学检查。对可疑病例，均应做食管吞稀钡 X 线双重对比造影。早期可见：①食管黏膜皱襞紊乱、粗糙或有中断现象；②小的充盈缺损；③局限性管壁僵硬，蠕动中断；④小龛影。中、晚期有明显的不规则狭窄和充盈缺损，管壁僵硬。有时狭窄上方口腔侧食管有不同程度的扩张。CT 检查有无脑部、肺部等处转移。内镜检查是观察食管内病变并进行活检的关键方法，有助于确诊。影像学检查如 CT、MRI 则能揭示癌症的分期和扩散情况。而病理学检查则被认为是金标准，能准确确定癌症类型和分期，为治疗方案提供重要依据。

（二）治疗

食管癌的治疗方法主要包括手术治疗、放疗、化疗、免疫治疗和靶向治疗等。

1. 手术治疗

手术治疗是治疗食管癌的首选方法，通过切除食管癌病灶来实现治愈。手术方式主要有传统的开胸手术和微创手术两种，其中微创手术因创伤小、恢复快等优点备受青睐。对于患者而言，应根据其病情选择最合适的手术方式，以达到最佳的治疗效果和生活质量。

2. 放疗

放射治疗是治疗食管癌的关键手段之一，通过杀死异常细胞控制癌症扩散。其方式可分为体外和体内两种。体外放疗利用放射线照射病灶，而体内放疗则是将放射性粒子植入癌症部位后进行照射。这些方法旨在有效消除异常细胞，减缓肿瘤生长，提高治疗成功率。

3. 化疗

化疗是治疗食管癌的重要手段之一。它通过消灭恶性细胞来遏制肿瘤的增长和扩散。化疗可分为姑息性和根治性两种类型。姑息性化疗适用于晚期患者，旨在缓解症状和控制疾病进展。而根治性化疗则针对早期患者，旨在彻底清除或杀死癌细胞，以达到治愈的目的。两者的关键差别在于治疗目标：姑息性化疗致力于控制病情，而根治性化疗则追求完全治愈。

4. 免疫治疗

免疫检查点抑制剂是一种新兴的抗肿瘤药物，其独特之处在于通过抑制免疫检查点的活性，从而增强人体免疫系统对肿瘤的抵抗能力。这些免疫检查点是免疫系统内部的调节分子，它们确保免疫细胞在攻击肿瘤细胞时不会过度激活而损害正常组织。然而，肿瘤细胞可以利用这些免疫检查点的活性来抑制免疫细胞的功能，从而逃避免疫系统的打击。

免疫检查点抑制剂的出现改变了这一格局，它们能够阻止免疫检查点的活性，使得免疫细胞重新获得对肿瘤的攻击能力。目前，最受瞩目的免疫检查点抑制剂包括 CTLA-4 抑制剂、PD-1 抑制剂和 PD-L1 抑制剂。其中，PD-1 抑制剂和 PD-L1 抑制剂尤其备受关注，因为它们通过增强免疫系统的抗肿瘤作用，为治疗肿瘤提供了新的希望。

5. 靶向治疗

靶向治疗是一项精准的治疗策略，专注于攻击癌症细胞内的特定分子。在食管癌治疗领域，目前主要的靶向治疗药物分为两类：表皮生长因子受体抑制剂和血管内皮生长因子抑制剂。这些药物的作用机制是通过干扰癌细胞内的生长和血液供应途径，达到抑制癌细胞生长和扩散的目的。相较于传统的治疗方法，靶向治疗具有更高的针对性和更少的副作用，有望在提高治疗效果的同时减少对健康组织的损伤。

这些是食管癌的大体治疗原则，具体的治疗方案需要根据患者的病情和身体状况来选择。

（三）食管癌治疗案例

1. 患者信息

王先生，50 岁，男性，来自农村，职业为农民。既往健康良好，无明显家族遗传病史。半年前开始出现吞咽干硬食物时的梗噎感，并逐渐加重，近期吞咽半流质食物也出现困难。伴有胸骨后针刺样疼痛，体重明显下降，消瘦乏力。遂前往医院就诊。

2. 临床表现与诊断

王先生在医院进行了一系列检查。内镜检查发现食管中段有一不规则肿物，伴有溃疡形成。影像学检查（CT、MRI）显示肿物已侵及食管周围组织，但未见远处转移。食管吞稀钡X线双重对比造影显示食管中段明显狭窄，充盈缺损，管壁僵硬（图1-4）。病理学检查确诊为鳞状细胞癌，分期为T3N1M0（Ⅲ期）。

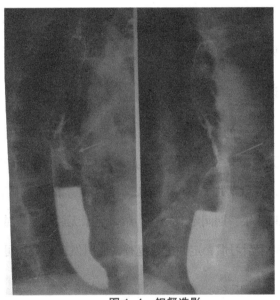

图1-4　钡餐造影

3. 治疗方案

根据患者的病情及身体状况，治疗团队制定了综合治疗方案，包括手术治疗、放疗、化疗和免疫治疗。

（1）手术治疗

王先生首先接受了微创手术（胸腔镜下食管癌根治术）。手术过程中切除了肿瘤及部分食管，并进行了食管—胃重建术。手术顺利完成，术后恢复良好。

（2）放疗

为进一步控制局部肿瘤，术后进行了体外放疗。放疗共进行 6 周，每周 5 次，重点照射术后残留的肿瘤区域，以防止癌细胞复发。

（3）化疗

放疗期间，王先生接受了辅助化疗。化疗方案采用顺铂和氟尿嘧啶联合，每 3 周一个周期，共进行 4 个周期。化疗旨在消灭可能残留的癌细胞，降低复发风险。

（4）免疫治疗

鉴于王先生分期较晚，治疗团队决定在化疗后加入免疫治疗。选择了 PD-1 抑制剂（帕博利珠单抗）作为免疫治疗药物，每 3 周一次，持续 6 个月。免疫治疗的目的是增强王先生的免疫系统，使其更有效地识别和攻击残留的癌细胞。

4. 治疗效果与随访

经过综合治疗，王先生的病情得到了显著改善。术后第一个月复查，内镜检查显示食管重建良好，无复发迹象。影像学检查未发现新的转移灶。随后的随访中，王先生体重逐渐恢复，食欲增加，吞咽困难症状消失，生活质量显著提高。

王先生的治疗历时一年，期间定期复查，结果显示无肿瘤复发或转移。治疗团队建议其继续保持健康的生活习惯，定期进行复查，及时发现和处理可能出现的问题。

5. 总结

王先生的治疗案例显示，食管癌的综合治疗策略，包括手术、放疗、化疗和免疫治疗，能够显著提高患者的治愈率和生活质量。在治疗过程中，团队根据患者的具体情况制定个性化方案，确保治疗的有效性和安全性。

五、胃癌

胃癌是起源于胃黏膜上皮的恶性肿瘤，胃癌发病有明显的地域性差别，在我国的西北与东部沿海地区胃癌发病率比南方地区明显为高。好发年龄在 50 岁以上，男女发病率之比为 2：1。由于饮食结构的改变、工作压力增大以及幽门螺杆菌的感染等原因，使得胃癌呈现年轻化倾向。胃癌可发生于胃的任何部位，其中半数以上发生于胃窦部，胃大弯、胃小弯及前后壁均可受累。绝大多数胃癌属于腺癌，早期无明显症状，或出现上腹不适、嗳气等非特异性症状，常与胃炎、胃溃疡等胃慢性疾病症状相似，易被忽略，因此，我国胃癌的早期诊断率仍较低。胃癌的预后与胃癌的病理分期、部位、组织类型、生物学行为以及治疗措施有关。

（一）临床表现与诊断

早期胃癌多数患者无明显症状，少数人有恶心、呕吐或是类似溃疡病的上消化道症状，难以引起足够的重视。随着肿瘤的生长，影响胃功能时才出现较为明显的症状，但均缺乏特异性。

疼痛与体重减轻是进展期胃癌最常见的临床症状。患者常有较为明确的上消化道症状，如上腹不适、进食后饱胀，随着病情进展上腹疼痛加重，食欲下降、乏力。根据肿瘤的部位不同，也有其特殊表现。贲门胃底癌可有胸骨后疼痛和进行性吞咽困难；幽门附近的胃癌有幽门梗阻表现。当肿瘤破坏血管后，可有呕血、黑便等消化道出血症状；如肿瘤侵犯胰腺被膜，可出现向腰背部放射的持续性疼痛；如肿瘤溃疡穿孔则可引起剧烈疼痛甚至腹膜刺激征；肿瘤出现肝门淋巴结转移或压迫胆总管时，可出现黄疸；远处淋巴结转移时，可在左锁骨上触及肿大的淋巴结。晚期胃癌患者常可出现贫血、消瘦、营养不良甚至恶病质等表现。

对于具有胃癌家族史或已有胃病史的人群，定期进行胃部检查至关重要。胃镜检查是目前诊断胃癌的有效方法，它能够观察到胃黏膜的任何异常变化，并采集病变组织进行病理学检查，从而提高早期胃癌的检出率。结合活体染色技术的胃镜检查进一步提高了微小胃癌和早期胃癌的诊断准确率。采用带有超声探头的纤维胃镜进行超声探查，可以帮助医生了解肿瘤的浸润深度，以及周围器官和淋巴结的转移情况，从而提高了术前分期的准确性。总之，病理检查仍然是临床确诊胃癌的金标准，为医生提供了最为可靠的诊断依据。血清 CEA、CA50、CA72-4、CA19-9 等肿瘤相关抗原可升高，但敏感性和特异性均不高，有助于判别肿瘤的预后及化疗的疗效。

（二）治疗

胃癌的治疗应综合治疗，其中包括胃癌根治手术、化疗、放疗、免疫治疗及中医中药治疗等。

胃癌根治术是目前能够达到治愈目的的重要方法，在胃癌的治疗中占有主导地位；只要患者条件允许并无明显远处转移，均应行手术治疗，术中探查，争取根治切除，即使不能达到根治目的，也能使肿瘤组织减少到最低限度，为以后非手术治疗创造条件，进行综合治疗。

胃癌的化疗用于根治术的术前、术中、术后，延长生存期。晚期患者采用适量化疗，能减缓肿瘤发展速度，改善症状，有一定的近期效果。

早期胃癌根治术后原则上不必辅助化疗，但有以下情况者应行辅助化疗：①病理类型恶性程度较高，癌灶面积大于 5cm。②患者年龄低于 40 岁。③进展期胃癌根治术后，姑息手术及根治术后复发者都需要化疗。

胃癌的预后与胃癌的病理分期、类型、部位及治疗方式等有关，提高早期诊断、早期治疗将显著改善胃癌患者生存率。

（三）胃癌治疗案例

1. 患者信息

张先生，男性，52 岁，企业经理，长期腹部不适，胃溃疡史，无明显家族史。

2. 临床表现与初步诊断

张先生自述近半年以来出现上腹部不适、进食后饱胀感，并伴有体重减轻约 5 公斤。近期出现上腹部持续疼痛，食欲显著下降，乏力加重。初步诊断为胃部疾病，考虑到其症状的持续性和加重趋势，进一步检查势在必行。

3. 检查与确诊

张先生在医院进行胃镜检查，结果显示胃窦部存在不规则溃疡，并采集病变组织进行病理学检查。病理结果提示：中分化腺癌，浸润至肌层（图1-5）。结合超声胃镜探查，发现肿瘤浸润深度较深，并有淋巴结转移迹象，初步诊断为进展期胃癌。

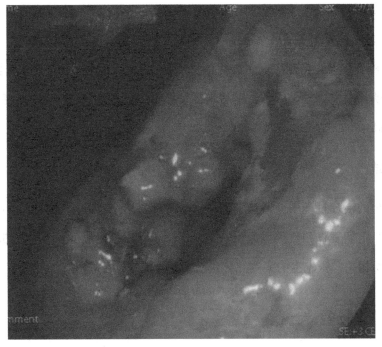

图1-5　胃镜检查结果

4. 治疗方案

经多学科会诊讨论后，制定了以下综合治疗方案：

（1）胃癌根治手术

由于张先生无远处转移，身体状况允许，决定行胃癌根治手术。手术过程中，切除胃窦部病变区域及周围部分胃组织，并行淋巴结清扫术。术中探查发现肿瘤局部浸润较深，但未见明确远处转移。

（2）术后辅助化疗

考虑到张先生病理类型恶性程度较高，且肿瘤浸润深度较深，术后进行辅助化疗。化疗方案为XELOX方案（卡培他滨联合奥沙利铂），每三周一个疗程，共进行8个疗程。

（3）随访与复查

术后第一个月、第三个月、第六个月及一年后定期复查，包括血清肿瘤标志物（CEA、CA19-9）检测、胃镜检查及腹部 CT 扫描，以监测肿瘤复发情况。

（4）治疗效果与预后

经过 8 个疗程的化疗后，张先生的肿瘤标志物水平显著下降，复查胃镜和 CT 扫描未见明显复发迹象。张先生术后恢复良好，体重逐渐回升，食欲改善，生活质量显著提高。

5. 小结

张先生的治疗过程中，通过早期发现、胃癌根治手术及术后综合治疗，成功控制了病情。定期复查和监测也为预防复发提供了保障。胃癌的预后与早期诊断、及时治疗密切相关，张先生的案例充分说明了综合治疗的重要性。

六、大肠癌

大肠癌是常见的恶性肿瘤，包括结肠癌和直肠癌。大肠癌的发病率从高到低依次为直肠、乙状结肠、盲肠、升结肠、降结肠以及横结肠，近年有向近端（右半结肠）发展的趋势。其发病与生活方式、遗传、大肠腺瘤等关系密切。

（一）临床表现与诊断

大肠癌早期无症状，或症状不明显，仅感不适、消化不良、大便潜血等。随着癌肿发展，症状逐渐出现，表现为大便习惯改变、腹痛、便血、腹部包块、肠梗阻等，可伴有贫血、发热和消瘦等全身症状。肿瘤因转移、浸润可引起受累器官的改变。大肠癌因其发病部位不同而表现出不同的临床症状及体征。

右半结肠的主要临床症状为食欲不振、恶心、呕吐、贫血、疲劳、腹痛。右半结肠癌导致缺铁性贫血，表现疲劳、乏力、气短等症状。右半结肠因肠腔宽大，肿瘤生长至一定体积才会出现腹部症状，这也是肿瘤确诊时，分期较晚的主要原因之一。

左半结肠肠腔较右半结肠肠腔窄，左半结肠癌更容易引起完全或部分性肠梗阻。肠阻塞导致大便习惯改变，出现便秘、便血、腹泻、腹痛、腹部疼挛、腹胀等。带有新鲜出血的大便表明肿瘤位于左半结肠末端或直肠。病期的确诊常早于右半结肠癌。

直肠癌的主要临床症状为便血、排便习惯的改变及梗阻。癌肿部位较低、粪块较硬者，易受粪块摩擦引起出血，多为鲜红或暗红色，不与成形粪便混合或附于粪柱表面，被误诊为"痔"出血。病灶刺激和肿块溃疡的继发性感染，不断引起排便反射，易被误诊为"肠炎"或"菌痢"。癌肿环状生长者，导致肠腔缩窄，早期表现为粪柱变形、变细，晚期表现为不完全性的肠梗阻。

直肠肛门指检是一种可在80%的直肠癌患者中检查出中低位直肠癌的有效手段。粪便检查虽然缺乏特异性，但其简便易行的特点使其成为普查筛选手段或提供早期诊断线索的可行选择。对于病变在乙状结肠上段或更高位置的患者，钡灌肠X线检查是一种可行的检查方法。推荐使用气钡双重造影，以提高放射学诊断的准确性，并清晰显示癌肿的位置与范围。而大肠内窥镜则是最明确的检查方法，也称为肠镜，包括纤维结肠镜和乙状结肠镜。通过内窥镜检查，可以直观观察肠道黏膜的变化，为肠癌的早期发现和明确诊断提供有力支持。活体组织检查对大肠癌，尤其是早期癌和息肉癌变的确诊以及对病变进行鉴别诊断有决定性意义，可明确肿瘤的性质、组织学类型及恶性程度、判断预后和指导临床治疗。这些检查手段在直肠癌的筛查和诊断中各具优势，可以根据患者的具体情况选择合适的方法进行检查。

（二）治疗

现阶段大肠癌的治疗以手术切除为首选，辅之以放射治疗、化疗药物治疗及中医药治疗等。现时医学实践对早期大肠癌采用经内镜下切除治疗，也取得较好疗效。至于如何选择最佳方案，须依据不同的临床病理分期。大肠癌的治疗关键在于早期发现和早期诊断。

大肠癌的治疗涉及多种方法，其中外科治疗是最主要的方式。早期切除癌肿被认为是大肠癌的根治方法，因为它可以有效地去除病变组织，防止癌细胞扩散。特别是在癌转移尚未明显，肠曲尚可游离的情况下，切除手术可以优先考虑，因为这样可以避免未来可能发生的肠梗阻等并发症。切除手术后，患者的全身情况往往会得到改善，尤其是对于病变严重，伴有糜烂、渗血或继发感染的患者来说，效果更为显著。然而，对于广泛转移的患者来说，手术并不总是可行的选择，此时姑息手术如造瘘或捷径等可能会被考虑。

化学药物治疗在大肠癌的治疗中也发挥着重要作用。在根治手术后，约50%的病例会出现复发和转移的情况，这主要是因为术前未能发现隐匿转移灶或术中未能完全切除病灶。因此，在剖腹手术切除前进行全身化疗或肠腔内化疗，可以有效阻止癌细胞扩散，并杀伤和消灭癌细胞。术后继续化疗也可以提高根治手术后的5年生存率。

放射治疗在大肠癌治疗中的地位尚不十分满意，但仍然有一定的作用。术前放疗可使肿瘤缩小，从而提高切除率，减少区域性淋巴转移和术中癌细胞的播散。对于术后仍有残留肿瘤的患者，术后放疗可能有助于预防局部复发。此外，对于晚期直肠癌患者，单纯放疗有时也能起到暂时止血、止痛的作用。

除了传统的治疗方法外，还有一些其他的治疗选择。例如，冷冻疗法可以在中晚期患者无法手术时使用，能够减轻患者的痛苦，并且配合化疗可以获得满意的疗效。近年来，生物治疗也逐渐受到关注和探索。此外，中医中药在大肠癌治疗中也有一定的作用，可以配合手术、放疗、化疗等传统治疗方法，提高整体疗效，为患者带来更多的选择和希望。

（三）大肠癌治疗案例

1. 患者信息

张先生，56岁，男性，公司职员。家族中有肠癌病史。张先生平时生活习惯较差，常吃高脂肪、高蛋白的食物，缺乏锻炼。近期出现食欲不振、疲劳、体重明显下降等症状，并伴有间断性腹痛和便血。

2. 初步检查与诊断

张先生在出现症状后，前往医院进行检查。医生通过直肠肛门指检和粪便潜血试验，初步怀疑可能存在大肠病变。随后进行了钡灌肠 X 线检查，结果显示乙状结肠处有异常。为了进一步确诊，医生为张先生安排了结肠内窥镜检查，并进行了活体组织检查。

3. 确诊与病理分期

内窥镜检查显示乙状结肠处有一个约 3cm 大小的肿块，形态不规则，表面溃疡（图 1-6）。活体组织检查结果确认肿块为中分化腺癌，肿瘤已经浸润至肠壁全层，但未见明显远处转移。依据临床病理分期，诊断为 II 期大肠癌。

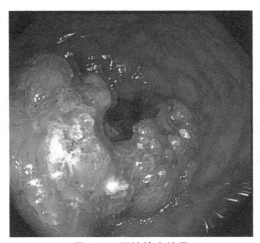

图 1-6 肠镜检查结果

4. 治疗方案

根据张先生的病情，医生团队制定了综合治疗方案。首先，考虑到张先生的肿瘤尚处于 II 期，手术切除被确定为首选治疗方式。术前，医生建议进行短期化疗，以进一步控制肿瘤扩展，并提高手术的成功率。

5. 手术治疗

张先生接受了乙状结肠癌切除手术。手术过程中，医生切除了受累的肠段，并进行了区域淋巴结清扫，以确保彻底去除病变组织。手术顺利完成，术后张先生恢复良好。

6. 术后治疗与随访

术后病理检查结果显示，手术切缘清晰，无残留癌细胞。为了降低术后复发的风险，医生建议张先生继续进行为期六个月的辅助化疗。同时，制订了详细的随访计划，定期进行肿瘤标志物检测和影像学检查。

7. 康复与预后

经过术后化疗和恢复期的调养，张先生的身体状况逐渐恢复。术后半年复查结果显示无复发迹象，病情稳定。医生建议张先生在日常生活中注意饮食均衡，增加运动量，保持良好的生活习惯，并定期复查，以防止复发和转移。

8. 总结

张先生的案例显示了早期发现和及时治疗在大肠癌管理中的重要性。通过手术切除结合术前术后的综合治疗，张先生在 II 期大肠癌的治疗中取得了良好的效果。这个案例也提醒我们重视健康筛查，特别是有家族病史的人群，应定期进行相关检查，早发现、早治疗，提高治愈率。

七、胰腺癌

胰腺癌是消化道常见恶性肿瘤之一，在肿瘤领域素有"癌症之王"的称号。据柳叶刀杂志记载，胰腺癌确诊后的 5 年生存率约为 10%，是预后最差的恶性肿瘤之一。

胰腺癌临床症状隐匿且不典型，是诊断和治疗都很困难的消化道恶性肿瘤，约 90% 为起源于腺管上皮的导管腺癌。其发病率和死亡率近年来明显上升。胰腺癌早期的确诊率不高，手术死亡率较高，而治愈率很低。本病发病率男性高于女性，男女之比为 1.5 ~ 2.1，男性患者远较绝经前的妇女多见，绝经后妇女的发病率与男性相仿。胰腺癌诊治困难的原因主要在于其起病隐匿、转移迅速。

（一）临床表现与诊断

胰腺癌的临床表现取决于癌的部位、病程早晚、有无转移以及邻近器官累及的情况。其临床特点是整个病程短、病情发展快和迅速恶化。最多见的是上腹部饱胀不适、疼痛。黄疸是胰腺癌，特别是胰头癌的重要症状。40 岁以上，无明显诱因导致的腹痛、饱胀不适、食欲下降、消瘦、乏力、腹泻、腰背部酸痛、反复发作性胰腺炎或家族遗传史缺乏的个体，均属于胰腺癌的高危人群。当出现持续顽固性上腹痛，尤其是疼痛向腰背部放射，夜间痛苦加剧，且躺平时疼痛加重、蜷曲或向前倾坐时疼痛减轻，应高度警惕可能患有胰腺癌，并及时进行进一步检查。

胰腺癌的确诊及判断对于是否可行手术切除具有重要意义，可借助超声、CT、MRI、ERCP、PTCD、肿瘤标志物测定、癌基因分析等多种手段进行判断。对于怀疑患有胰腺癌的个体，可通过超声、CA19-9、CEA 等判断检查进行初步筛查，如存在怀疑，则需进行增强 CT/MRI 检查。

在患者出现明显黄疸而增强 CT/MRI 无法提供明确诊断时，可考虑通过 ERCP/PTCD 黄疸的降解，同时也具有诊断价值。对于无法接受手术切除或无姑息手术适应证的胰腺癌或壶腹周围癌，可选择化疗和（或）放疗，但建议在放、化疗前进行细针穿刺活检以明确诊断，以便制订更为有效的治疗方案。

（二）治疗

胰腺癌是一种高度恶性的疾病，早期诊断困难，使得手术切除率低，即便进行外科手术，五年生存率仍然较低。常见的外科手术方式包括胰头十二指肠切除术、胰体尾联合脾脏切除术以及全胰腺切除术。对于不能切除的胰腺癌患者，可采取胆囊或胆管空肠吻合术、PTC 或支架植入等方法来减轻症状和提高生存质量。

化疗在胰腺癌治疗中起着重要作用。在进行化疗前，最好获得细胞学或组织病理学证据，以确定最佳的治疗方案。化疗的策略包括术后辅助化疗、新辅助化疗以及姑息性化疗等，这些都有助于延长患者的生存期和提高生活质量。

尽管胰腺癌对放疗的敏感性较低，但适度的放疗可以有效缓解症状、控制转移灶、提高生存质量并延长生存期。微创介入治疗是一种新兴的治疗方式,包括灌注化疗栓塞、放射性粒子植入以及局部消融等方法。对于不适合手术的患者,局部消融可以有效延长生存时间和提升生活质量。

近年来,免疫治疗作为一种新兴的治疗手段备受关注。针对高度微卫星不稳定性或错配修复缺失的胰腺癌患者,PD-1单克隆抗体可能表现出较好的疗效,这为患者提供了新的治疗选择。

除了治疗癌症本身,对症支持治疗也是十分重要的。这包括给予胰酶制剂、镇痛药、腹腔神经丛阻滞或切除等治疗,同时加强营养支持,以帮助患者尽可能地舒缓症状、提高生活质量。

总之,对于胰腺癌患者来说,综合治疗方案是最佳选择,通过多种治疗手段的综合应用,可以更好地控制病情、延长生存期,并提高生活质量。

(三)胰腺癌治疗案例

1. 患者信息

张先生,52岁,男性,无明显诱因出现上腹部饱胀不适和间歇性腹痛,伴有食欲减退、体重减轻、乏力等症状。无胰腺癌家族史,既往无慢性胰腺炎病史。近期体检发现黄疸,伴有尿色加深,皮肤和眼白发黄症状。

2. 临床表现与诊断

张先生因黄疸加重及上腹部疼痛就诊,经血液检查发现肝功能异常,肿瘤标志物 CA19-9 显著升高。腹部超声显示胰头部肿块,伴有胆管扩张。进一步行增强 CT 检查,明确胰头部存在约 3.5cm×3.0cm 的肿瘤,且怀疑伴有淋巴结转移(图1-7)。

为进一步确诊并评估手术可能性,进行了 MRI 和 ERCP 检查。MRI 结果与 CT 相符,ERCP 证实胆总管阻塞,黄疸系因肿瘤压迫所致。综合影像学检查结果及肿瘤标志物水平,初步诊断为胰腺导管腺癌(胰头部)。

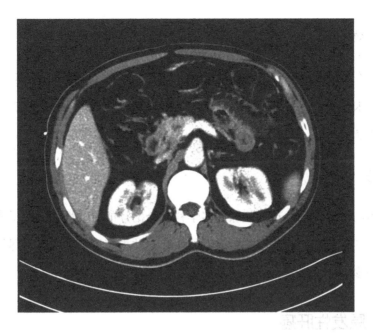

图 1-7 胰腺 CT 检查

3. 治疗方案

考虑到张先生的病情以及肿瘤的局部侵袭性，经多学科讨论，决定采取以下治疗方案：

（1）手术治疗：进行胰头十二指肠切除术（Whipple 手术），切除胰头、十二指肠、部分胃、小肠及胆囊，并进行区域淋巴结清扫。

（2）术后辅助化疗：术后病理检查确认胰头导管腺癌，并存在淋巴结转移。为减少复发风险，术后开始进行辅助化疗，采用吉西他滨联合卡培他滨的方案，6 个周期。

（3）对症支持治疗：术后给予胰酶制剂以帮助消化吸收，因患者术后存在腹痛及营养不良，给予镇痛药物及营养支持治疗。同时，进行腹腔神经丛阻滞以减轻术后慢性疼痛。

（4）随访与监测：定期进行 CA19-9、CEA 等肿瘤标志物监测，每 3 个月进行一次腹部影像学检查（CT 或 MRI），密切关注肿瘤复发或转移的迹象。

4. 治疗效果

张先生在术后恢复良好，经过 6 个周期的辅助化疗后，肿瘤标志物水平显著下降，复查影像学未见明确复发或转移。患者体重逐渐恢复，食欲好转，腹痛症状得到控制，生活质量明显改善。

5. 总结

张先生的治疗案例体现了胰腺癌多学科综合治疗的重要性。通过手术切除肿瘤并进行术后辅助化疗，有效延长了患者的生存期并提高了生活质量。尽管胰腺癌预后差，早期诊断与积极治疗仍可为患者带来显著的生存获益。

八、原发性肝癌

原发性肝癌是我国常见的恶性肿瘤之一，高发于东南沿海地区。我国肝癌患者的中位年龄为 40 ~ 50 岁，男性比女性多见。原发性肝癌的病因和发病机制可能与肝硬化、病毒性肝炎以及黄曲霉毒素等化学致癌物质和环境因素有关。

（一）临床表现与诊断

肝癌的诊断主要关注肝脏上的占位性病变，即肝占位。常见症状包括肝区或右上腹的疼痛不适。通常通过 B 超检查进行诊断，包括症状触发的检查、健康体检或肝病史患者的定期检查。有时，肝占位也可能被其他疾病的检查发现，如胆囊结石、胆囊息肉和肺结节等。

在发现了肝占位后要做进一步检查以明确是不是肝癌。一般从以下 3 个方面入手：

（1）肝炎标志物检查在肝癌诊断中扮演着关键角色，其阳性结果可能提示患者存在肝癌的潜在风险，特别是对于乙肝患者而言更为重要。

（2）肿瘤标志物检查中，甲胎蛋白（AFP）是最为广泛使用且具有显著意义的指标之一。在肝癌患者中，AFP 的阳性率高达 60% ~ 70%，其浓度的升高与诊断的重要性呈正相关。此外，AFP-L3 亚型的检测可以提高诊断的特异性，使得对肝癌的判断更为精准。对于 AFP 阴性的肝癌患者，异常凝血酶原（PIVKA Ⅱ）的检测发挥着辅助作用，尤其在某些情况下可呈现阳性，为诊断提供额外支持。糖类抗原 199（CA199）和癌胚抗原（CEA）在诊断肝内胆管癌方面也展现了一定的价值。

（3）在影像学检查中，增强核磁共振（MRI）和增强 CT 是常用的手段。相较于 CT，MRI 通常被认为是首选方法，因为其在定性诊断上具有明显的优势，并且不涉及放射性辐射，更加安全。尤其值得一提的是，MRI 在区分小病灶与肝硬化结节的能力上表现突出，为医生提供了更为准确的信息。

一般经过上述 3 个方面的检查可基本明确肝癌的诊断，或明确为肝脏其他良性病灶，如肝血管瘤、肝囊肿等，而排除肝癌的诊断。但还是有少数情况难以做出明确诊断，此时我们可以做进一步检查，这时候，PET-CT 检查在鉴别良恶性病灶方面具有一定价值，但在原发性肝癌诊断上，其敏感性不高，且 PRT/CT 价格昂贵。相比之下，肝穿刺活检能确诊癌细胞，但若未检出癌细胞，不能排除癌症。肝穿刺活检属于有创检查，且存在肿瘤细胞播散、种植的风险。

（二）治疗原则与策略

在发现肝癌后应抓紧时间积极治疗。目前，治疗肝癌的方法有多种，可根据治疗的彻底性分为根治性和姑息性两大类。根治性治疗方法理论上能够完全清除或杀灭已发现的肿瘤，目前有手术切除、局部消融和肝移植 3 种；姑息性治疗方法是指在大多数情况下仅能部分杀灭肿瘤的方法，临床上常用的包括肝动脉化疗栓塞（TACE）、肝动脉灌注化疗（HAIC）、外放疗、靶向免疫治疗、中医中药等。

（三）肝癌治疗案例

1. 患者信息

张先生，男性，45 岁，公司职员，张先生在一次健康体检中发现肝脏有占位性病变。进一步检查发现，张先生有乙型肝炎病史，平时偶有右上腹疼痛，但未引起重视。近期体检时，通过 B 超发现肝脏有异常占位。

2.诊断过程

（1）B超检查：发现肝脏占位性病变，怀疑肝癌。

（2）肝炎标志物检查：乙型肝炎表面抗原（HBsAg）阳性。

（3）肿瘤标志物检查：

甲胎蛋白（AFP）浓度显著升高，为600ng/mL（正常值<10ng/mL）。AFP-L3亚型检测结果显示阳性。糖类抗原199（CA199）和癌胚抗原（CEA）正常。

（4）影像学检查：

增强核磁共振（MRI）：显示肝脏右叶有2.6cm的占位性病变，信号特征符合肝癌。

增强CT：进一步证实了MRI的发现，并显示肝脏病灶周围有血管新生，符合肝癌特征（图1-8）。

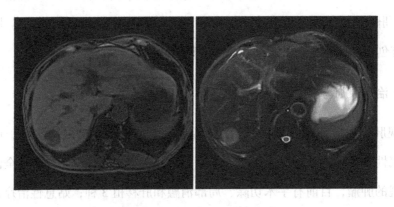

图1-8　肝脏MRI检查结果

综合以上检查结果，确诊为原发性肝癌。

3.治疗方案

根据患者的年龄、身体状况以及肿瘤的大小和位置，制定了以下治疗方案：

（1）手术切除：

手术日期：确诊后一周内安排手术。

手术方式：肝脏右叶部分切除术，完全切除2.6cm的肝癌病灶。

手术过程顺利，病灶切除干净，边缘无癌细胞残留。

（2）术后恢复及后续治疗：

术后护理：住院观察两周，术后恢复良好，未见明显并发症。

局部消融：对于切除边缘可能残留的微小癌细胞，术后一个月进行了射频消融治疗。

定期复查：每三个月进行一次 B 超检查和 AFP 检测，以监测是否有复发迹象。

（3）姑息性治疗：

肝动脉化疗栓塞（TACE）：术后六个月发现肝脏有新的小病灶，采用 TACE 进行治疗，成功栓塞病灶供血血管，病灶明显缩小。

靶向免疫治疗：结合靶向药物和免疫治疗，抑制癌细胞生长，提升身体免疫力。

中医中药：辅助中药治疗，调理身体，增强体质。

4. 治疗结果

经过一年的综合治疗，张先生的病情得到了良好控制。最新的检查结果显示，肝脏无新病灶，AFP 水平恢复正常。张先生恢复了正常工作和生活，定期进行复查，继续保持良好的生活习惯。

5. 总结

张先生的案例展示了通过早期发现、及时手术切除和综合治疗，原发性肝癌患者可以获得较好的预后。肝癌的治疗需要多学科协作，根据病情制定个体化治疗方案，综合运用手术、消融、化疗、靶向和中医等多种治疗手段，才能最大限度地延长患者生存期，提高生活质量。

九、卵巢癌

卵巢癌是指生长在卵巢上的恶性肿瘤，其中 90% ~ 95% 为卵巢原发性的癌，另外 5% ~ 10% 为其他部位原发的癌转移到卵巢。由于卵巢癌早期缺少症状，即使有症状也不特异，筛查的作用又有限，因此早期诊断比较困难，就诊时 60% ~ 70% 已为晚期，而晚期病例疗效不佳。

（一）诊断

卵巢癌早期无症状。晚期主要症状为腹胀、腹部肿块、腹腔积液及其他消化道症状，部分患者可有消瘦、贫血等恶病质表现。

肿瘤向周围组织浸润或压迫，可引起腹痛、腰痛或下肢疼痛；压迫盆腔静脉可出现下肢水肿；功能性肿瘤可出现不规则阴道流血或绝经后出血。

三合诊检查可在直肠子宫凹陷处触及硬结节或肿块，肿块多为双侧，实性或囊实性，表面凹凸不平，活动差，与子宫分界不清，常伴腹腔积液。有时可在腹股沟、腋下或锁骨上触及肿大的淋巴结。

1. 辅助检查

彩超检查可了解肿块的部位、大小、形态，囊性或实性，囊内有无乳头状突起。临床诊断符合率大于90%，但不易测出直径小于1cm的肿瘤，良性肿瘤超声显像主要为囊性或以囊性为主的混合性回声，边界清楚，形态规则，血流信号不明显或稀疏短条状分布在肿瘤周边；恶性肿瘤相对较大，以实性或混合性回声为主，形态不规则，边界欠清晰，内部回声不均匀，血流信号较丰富，呈网状或分支状，流速较低；交界性上皮肿瘤表现为囊性包块，内见数个乳头状突起，部分可见血流信号。

MRI（磁共振成像）可较好显示肿瘤位置及肿瘤与周围组织的关系，病灶可表现为实性或囊性肿块，可见T1WI（T1加权成像）低或等信号，T2WI（T2加权成像）高或略高信号，信号不均匀，在实时增强扫描后实性部分及囊壁有明显强化。

CT可判断周围侵犯及远处转移情况，肿瘤组织多为圆形或卵圆形，边缘多为分叶，瘤体多与周围组织关系欠清，周围器官常受压迫移位，强化后多为明显强化，肿块内囊性部分无强化。

血清CA125（糖类抗原125）测定，80%的卵巢上皮肿瘤患者血清CA125水平升高，但近半数的早期病例并不升高。

（二）治疗

晚期卵巢癌常用治疗方法为肿瘤细胞减灭术及术后以铂类药物为主的联合化

疗。由于发现晚、化疗易发生耐药，卵巢癌患者预后差，五年生存率低于30%。

随着介入治疗技术的发展，经动脉灌注化疗及栓塞逐渐成为妇科恶性肿瘤的有效治疗方法之一。将介入治疗应用于妇科恶性肿瘤的目的有以下几种：①缩小或消除癌灶，降低临床分期，为手术治疗创造机会，提高生活质量；②降低肿瘤细胞的分级，消灭癌灶周围的微小转移灶，提高生存率；③晚期癌瘤的姑息治疗；④癌灶出血的止血方法。

研究证实，经盆腔肿瘤供血血管灌注化疗药物，可使肿瘤局部药物浓度比外周血高4~22倍。有研究表明：局部药物浓度增加1倍，杀死癌细胞的数量可增加10倍左右，超选择插管可使化疗药物直接进入肿瘤供血动脉，使肿瘤局部的药物浓度比全身静脉化疗高出许多倍，达到有效杀伤肿瘤细胞的目的，提高治疗效果。

^{125}I放射性粒子植入近距离内放射治疗实体肿瘤临床疗效确切、创伤小、并发症少，已广泛应用于前列腺癌、头颈部恶性肿瘤、肺癌等实体肿瘤的治疗。近年来，^{125}I放射性粒子植入治疗复发性妇科肿瘤包括卵巢癌，也取得了较好疗效。采用CT引导下经皮穿刺^{125}I放射性粒子植入治疗复发性卵巢癌，能够提高肿瘤局部控制率，提高患者生活质量，并发症少、耐受性好。

（三）卵巢癌治疗案例：

1. 患者信息

王女士，56岁，王女士在几个月前开始感到腹部不适，并逐渐出现腹胀和消化不良的症状。她到医院进行检查时，医生在她的腹部发现了一个肿块，并伴有腹腔积液。

2. 诊断

经过三合诊检查，在王女士的直肠子宫凹陷处触及一个硬结节状肿块。进一步的彩超检查显示，肿块位于卵巢部位，呈现出实性和囊性混合回声，形态不规则，边界欠清晰，内部回声不均匀，且有丰富的血流信号。MRI显示肿瘤与周围组织关系紧密，CT检查显示肿瘤已侵及周围组织，且存在远处转移的可能（图1-9）。血清 CA125 测定结果显示，王女士的 CA125 水平明显升高，进一步确认了卵巢癌的诊断。

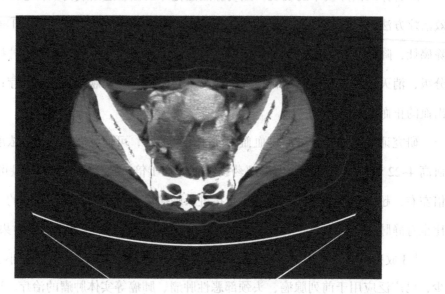

图 1-9　下腹部 CT 检查结果

3. 治疗方案

由于王女士的卵巢癌已经进入晚期，治疗方案以肿瘤细胞减灭术及术后以铂类药物为主的联合化疗为主。手术过程中，医生尽量切除了肿瘤组织，但由于癌灶较大且已有转移，无法完全清除。

术后，王女士接受了紫杉醇联合顺铂方案化疗，病灶得到很好的控制，基本达到 CR（完全缓解）。

4. 治疗结果

经过综合治疗，王女士的卵巢癌病情得到了显著控制。尽管无法完全治愈，但多种治疗手段的综合应用显著延长了她的生存期，并提高了生活质量。

王女士的治疗案例表明，在卵巢癌晚期，综合治疗方案，可以显著提高治疗效果，改善患者的预后和生活质量。

十、宫颈癌

（一）诊断

1. 临床表现

早期常无明显症状和体征。一旦出现症状可表现为接触性出血（性交后或阴道检查后），绝经后间断少量出血或血性白带。宫颈检查可表现为糜烂、溃疡或乳头状突起，触之易出血。病变发展到一定程度时症状明显，最常见的是阴道流血，量可多可少；阴道排液白色或血性，稀薄如水样或米泔样，有腥臭味。宫颈检查可见菜花样结节或溃疡、空洞，癌组织脆、硬，易脱落出血。有宫旁转移时，可触及宫旁增厚、变硬或肿物；有阴道转移时，可见阴道表面不平、硬、脆并弹性减退，触之易出血；癌细胞侵犯周围组织，如侵犯膀胱或直肠，可出现尿血、便血及大、小便困难；如侵犯神经，可出现腰骶、腹部或下肢痛。晚期可出现继发感染、贫血及恶病质。

2. 诊断方法

宫颈细胞学检查：是普查中最常用、简便、有效的方法，准确率高，90% ~ 95%的早期宫颈癌都能通过细胞学检查被发现，目前最常用的是细胞薄片技术。

阴道镜：可提高宫颈细胞学和活检取材部位的准确性。

活体组织病理学检查：宫颈癌的病理诊断是宫颈癌的确诊方法。

宫颈锥切术：可提高病理诊断准确率和明确有无浸润及浸润范围。

其他诊断方法：如荧光素检查法、细胞组织化学检查法等。

（二）治疗

依据病变程度、病变范围、患者年龄、患者随诊来选择适当的治疗方法。主要分为手术治疗、放射治疗、化疗。

1. 手术治疗

手术主要用于早期宫颈癌患者。

（1）宫颈锥切术

宫颈锥切术是妇产科切除子宫颈的一种手术，也就是由外向内呈圆锥形的形状切下一部分宫颈组织。它一方面是为了做病理检查，确诊宫颈的病变；另一方面也是切除病变的一种治疗方法。主要有冷刀锥切和 LEEP 刀手术两种方式。早期宫颈锥切术常用冷刀锥切，冷刀锥切切缘清晰，利于病理检查，但是需要住院和麻醉，手术时间长，术中容易多量出血。目前 LEEP 刀得到广泛开展，它的优点是简便易行，不需要住院，手术时间短，仅需要 5~10min。要注意的是术后需要定期复查，防止复发。

（2）子宫切除

子宫切除术是妇科施行的手术，根据病变的性质、部位、大小，以及患者年龄的不同，可采取部分切除、次全切除、全切除、次广泛切除和广泛切除等不同手术方式。广泛切除为宫颈癌手术治疗的基本术式，关键在于全部清除区域淋巴结，以及进行广泛性全子宫切除，切除子宫旁、宫颈旁、阴道旁和近端阴道组织。

2. 放射治疗

宫颈癌对放射治疗比较敏感，早期病例以腔内放疗为主，体外放疗为辅；中期病例参半；晚期病例则以体外放射为主，腔内放射为辅。腔内照射主要针对局部病灶，体外照射则是针对盆腔淋巴结转移。

3. 化疗

宫颈癌的化疗主要用于晚期或复发转移的患者。化疗通常用于辅助，或者配合放疗，或者配合手术，现在叫作新辅助化疗，通常患者先做化疗，然后再做手术，手术以后又做化疗，实际上对于宫颈癌治疗，以上 3 个手段配合使用，能够达到非常好的效果。

（三）宫颈癌治疗案例：

1. 患者信息

李女士，45岁，公司职员，无明显家族病史，已婚，育有一子一女。

2. 诊断经过

临床表现：

李女士在一次常规体检中，宫颈细胞学检查结果异常。随后，李女士回忆起最近几个月有过性交后轻微出血和绝经后间断性少量出血的症状。虽然平时无明显不适，但这些症状引起了她的重视。

进一步检查：

（1）宫颈细胞学检查：结果显示存在高度异常细胞，提示可能的宫颈癌前病变。

（2）阴道镜检查：确认了宫颈部位有异常病变区域。

（3）活体组织病理学检查：确诊为宫颈癌早期，病理结果显示宫颈鳞状细胞癌。

（4）PET/CT检查确认病变仅局限于宫颈，无远处转移（图1-10）。

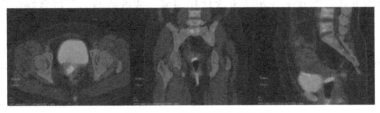

图1-10　PET/CT检查结果

3. 治疗方案

根据李女士的病情，医生团队制定了综合治疗方案，包括手术治疗和放射治疗。

4. 手术治疗

宫颈锥切术：由于李女士被确诊为宫颈癌早期，医生首先进行冷刀锥切术。手术过程顺利，术后病理检查显示病变区域切缘清晰，无浸润迹象。考虑到李女士的病情和年龄，医生建议她进行子宫全切除术以防止复发。

子宫全切除术：随后，李女士接受了广泛性子宫全切除术，手术中切除了宫颈、部分阴道和区域淋巴结。术后恢复良好，无明显并发症。

5. 放射治疗

腔内放疗和体外放疗：为了巩固手术效果，李女士接受了为期六周的腔内放疗和体外放疗。腔内放疗主要针对残余病灶，体外放疗则针对盆腔淋巴结区域。放疗过程中，李女士出现了轻微的乏力和恶心等不适，但均在可控范围内。

6. 治疗结果

经过综合治疗，李女士的宫颈癌得到有效控制。术后随访半年，复查结果显示无复发迹象。李女士在治疗后恢复了正常生活，身体状况良好，精神状态也有所改善。

7. 术后管理

定期复查：李女士遵从医生建议，每三个月进行一次复查，包括宫颈细胞学检查和影像学检查，密切监控病情。

健康生活方式：李女士开始注重饮食和锻炼，戒烟戒酒，保持良好的生活习惯，提高免疫力，预防复发。

通过及时的诊断和综合治疗，李女士成功战胜了宫颈癌，重获健康生活。她的案例也为其他宫颈癌患者树立了信心和希望。

十一、肾癌

（一）诊断

1. 肾癌的诊断主要依靠影像学检查

目前，医学上发现或诊断肾癌主要是通过医学影像学检查，包括：①腹部

B 超或彩色多普勒超声（简称彩超）检查；②电子计算机断层摄影（computed tomography，　CT）检查；③磁共振成像（magnetic resonance imaging，　MRI）检查；④正电子发射断层显像（positron emission tomography，　PET）检查或 PET-CT 检查；⑤核素肾图检查或静脉尿路造影（ intravenous urogram，　IVU）。

根据影像学检查所见，医生可以初步判断肾肿瘤是良性还是恶性，以决定是否要手术治疗。

在上述影像学检查手段中，最简便易行的诊断肾癌的方法就是 B 超，尽管其诊断肾癌的准确率不如 CT、MRI、PET 或 PET-CT 检查，但很适合作为简单的初筛手段，有助于早期发现肾癌。B 超甚至可以发现直径 1cm 的小肿瘤。

B 超、彩超、CT、MRI 检查都是常用的诊断肾癌的方法，医生通常是先进行 B 超或彩超检查。如果发现异常，会进行 CT 检查加以确认；如果 CT 检查仍不能判定肿瘤的性质，或者 CT 检查发现伴有下腔静脉瘤栓，或者患者有肾功能不全，则需要进行 MRI 检查。

PET 或 PET-CT 检查价格昂贵，而且诊断肾癌的准确率并不比 CT 或 MRI 更高，所以临床较少用于肾癌诊断，但其在发现肿瘤在远处转移方面具有一定优势。

IVU 用于那些不能进行 CT 增强扫描的患者，帮助判断肾功能状况。

2. 实验室检查主要用于术前评估及预后判断

目前肾癌并无特异性的肿瘤标志物，所以不能通过血液检查来判断肾癌。但通过抽血化验可以了解患者的一般状况、肝肾功能，帮助医生判断患者预后。

例如，通过检测血中尿素氮、肌酐、微球蛋白等水平可以了解肾功能状况，而检测肝功能、全血细胞计数、血红蛋白、血钙、血糖、血沉、碱性磷酸酶和乳酸脱氢酶这些指标是否异常，以及在治疗前后的变化，可以帮助医生判断治疗的效果。

3. 肾穿刺活检有助于明确病理诊断，但对手术患者无必要

虽然病理学检查是诊断肿瘤的金标准，但肾穿刺活检对肾癌的诊断价值有限，医生通常根据影像学检查结果就能准确判断肾癌，并决定是否手术，而对于即将接

受手术治疗的患者，无须再进行肾肿瘤穿刺活检，因为术后可以直接将切除的肿瘤标本送检。

肾穿刺活检主要用于以下几种情况：

（1）肾脏肿瘤较小，暂时选择不治疗，而采取积极监测以观察肿瘤进展的患者。

（2）年老体弱、无法手术的患者。

（3）不能手术，而选择进行射频消融、冷冻消融、靶向治疗或放化疗的患者。

上述情况的患者可以选择肾穿刺活检以明确诊断和指导治疗。

（二）治疗

肾癌的治疗，要根据肾癌的分期及患者的具体情况采取不同的治疗方式。

1. 手术治疗

对于早期肾癌，也就是国际上的分期为Ⅰ期、Ⅱ期的肾癌，主要以手术治疗为主。对早期肾癌患者可采用保留肾单位手术（保留肾脏的手术）或根治性肾切除术。这些手术可以采用腹腔镜手术或传统的开放性手术进行。通过手术治疗，大概90%以上的早期肾癌患者是可以治愈的。

对于中期肾癌的患者，也是以手术治疗为主。通常采用根治性肾切除术，这类手术通常采用开放性手术进行。遗憾的是，到目前为止，对于手术后早期和中期肾癌患者尚无可推荐的辅助治疗方案用来有效预防复发或转移。

因此手术以后需要定期进行复查，至少一年查一次。对有肿瘤家族遗传史的患者或者得过肿瘤的患者，建议比普通人要多一次，一年查两次。如果发现复发或发现转移的话，再按晚期肾癌去做进一步的处理。

2. 综合治疗

对于晚期肾癌，则需要采用以内科治疗为主的综合治疗。外科手术切除患侧肾脏可以起到明确肾癌的类型和减少肿瘤负荷的作用，可以提高免疫治疗（如 α 干扰素）或靶向治疗的有效率。

3. 药物治疗

手术不能完全切除已有转移的中晚期肾癌患者，可以采用一些内科治疗方法。常用的有甲羟孕酮、干扰素和白细胞介素 –2，疗效应答十分有限。

4. 靶向治疗

所谓"靶向治疗"，就是有针对性地瞄准一个靶位，在肾癌分子治疗方面就是针对肾癌细胞内蛋白分子进行治疗。

分子靶向治疗是目前肿瘤治疗的一个"闪光点"，凭着它的特异性和有效性，已取得很大成功，是目前国内外治疗的"热点"。靶向治疗代表了肿瘤治疗的新方向。

目前美国 FDA 已批准 4 个针对肾癌的靶向药物：多吉美（索拉非尼）、索坦（舒尼替尼）、CCI–779 和贝伐单抗，国内已批准多吉美和索坦。

（三）肾癌治疗案例

1. 患者信息

李先生，男，56 岁，无特别家族肿瘤史，长期吸烟史，常规体检中发现肾脏肿块。

2. 诊断过程

李先生在常规体检中通过腹部 B 超检查发现右肾存在一个约 2cm 的肿块。为进一步明确诊断，医生安排了计算机断层摄影（CT）检查。CT 结果显示右肾有一个边界不规则的肿瘤，怀疑为恶性肿瘤（图 1–11）。为了排除远处转移，医生还建议进行磁共振成像（MRI）检查。MRI 检查结果进一步证实肿瘤为恶性，并未发现远处转移。

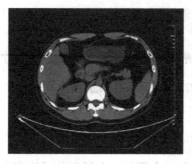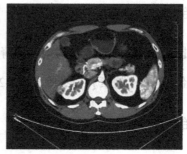

图 1-11 肾脏 CT 检查结果

由于李先生肾功能正常且无明显下腔静脉瘤栓，医生决定不进行 PET-CT 检查。实验室检查显示血中尿素氮和肌酐水平正常，肝功能和其他相关指标也在正常范围内，患者一般状况良好。

3. 治疗方案

（1）手术治疗

考虑到肾癌处于早期（国际分期为 I 期），医生建议李先生接受保留肾单位手术。手术选择了腹腔镜方式以减少术后恢复时间和并发症。手术顺利完成，病理结果确认为肾细胞癌（透明细胞型）。

术后李先生恢复良好，术后第一个月进行随访检查，显示肿瘤切除完全，未发现术后并发症。医生建议李先生每年定期复查一次，以监测是否有复发或转移的迹象。

（2）综合治疗（如果适用）

虽然李先生目前不需要综合治疗，但如果在后续检查中发现肿瘤复发或转移，医生会根据情况采取综合治疗方案，包括外科手术和内科药物治疗。靶向治疗或免疫治疗可能成为后续治疗的选择。

（3）预防和随访

李先生在术后接受了定期随访和检查，确保早期发现可能的复发。医生强调健康生活方式的重要性，包括戒烟、均衡饮食和定期锻炼，以减少复发的风险。

4. 总结

李先生通过腹腔镜保留肾单位手术成功切除了早期肾癌，术后恢复良好，当前病情稳定。定期复查和健康生活方式有助于确保长期的良好预后。

十二、膀胱癌

（一）诊断

膀胱镜检查是目前诊断膀胱癌最可靠的方法之一。通过膀胱镜检查可直接观察膀胱内壁的情况，进而发现异常组织和肿瘤。活检病理结果是确诊膀胱癌的金标准，因为它提供了组织学上的确凿证据。

尿液检查包括多种项目，如尿常规、尿脱落细胞检查、核基质蛋白22（NMP22）和膀胱肿瘤抗原（BTA）等。尿常规检查可早期发现镜下血尿，而尿脱落细胞检查有时可以检测到肿瘤细胞的存在。NMP22 和 BTA 作为膀胱肿瘤指标，在尿液检查中有一定的辅助作用，特别是对早期膀胱癌的诊断有帮助。

超声检查是诊断膀胱癌常用的非侵入性检查方法之一。除了能够检查膀胱外，还可以一并检查肾脏、输尿管、前列腺、盆腔和腹膜后淋巴结等脏器的情况，提供了全面的信息。

CT 检查（包括平扫和增强扫描）在诊断和评估膀胱肿瘤浸润范围方面具有重要价值。它能够发现较小的肿瘤（1~5mm），提供了高分辨率的图像，为肿瘤的准确定位和评估提供了支持。

多参数 MRI 检查在诊断膀胱癌中扮演着重要角色。其具有良好的软组织分辨率，能够清晰地显示肿瘤的形态和分布情况，并评估肿瘤的分期。此外，MRI 还能够显示肿瘤是否扩散至膀胱周围组织、淋巴结和骨骼，提供了全面的诊断信息。

（二）治疗

1. 手术治疗

手术是膀胱癌主要的治疗手段，不同膀胱癌患者其手术方案也不同。

非肌层浸润性膀胱癌（NMIBC）的主要手术治疗方式为经尿道膀胱肿瘤切除术，

对于部分患者可行部分膀胱切除或根治性膀胱切除术。肌层浸润性膀胱癌（MIBC）的主要手术方式包括根治性膀胱切除术与盆腔淋巴结清扫术。

另外，通过经尿道膀胱肿瘤切除术最大限度地切除可见肿瘤，并联合综合治疗措施如术后辅助放疗、辅助化疗等方案可以实现膀胱的保留。

在所有的手术方式中，根治性膀胱切除 + 双侧盆腔淋巴结清扫 + 尿流改道术被称为泌尿外科难度极高的手术，原因在于手术过程复杂、步骤繁琐、技术要求高，实施起来非常困难。

近年来，随着手术技术的不断进步，包括达芬奇机器人手术、腹腔镜手术在内的微创手术应运而生，让难度极高的手术也能顺利完成，手术过程中的难点迎刃而解。

2. 术后膀胱灌注治疗

由于非肌肉浸润性膀胱癌患者经尿道膀胱肿瘤切除术后复发率高，5 年内复发率为 24%~84%。因此，建议所有非肌层浸润性膀胱癌（NMIBC）患者进行术后辅助性膀胱灌注治疗，包括膀胱灌注化疗和膀胱灌注免疫治疗。

常用灌注化疗药物包括：丝裂霉素、吉西他滨、吡柔比星、表柔比星、多柔比星、羟喜树碱等。

膀胱灌注免疫治疗主要是卡介苗（BCG）膀胱灌注治疗，其他还包括铜绿假单胞菌、化脓性链球菌、红色诺卡菌制剂等生物制剂。

3. 放射治疗

放疗可作为膀胱癌的术后辅助治疗方法，主要适用于不适合根治性膀胱切除患者的替代方案。

4. 化疗

化疗是通过使用化学药物杀灭癌细胞达到治疗目的。在膀胱癌的治疗过程中，化疗可作为膀胱癌术前新辅助治疗、术后辅助治疗，也可作为转移性尿路上皮癌的一线治疗方案。

以铂类为基础的联合化疗方案是转移性尿路上皮癌的标准治疗方案。常用治疗方案主要为吉西他滨联合顺铂；ddMVAC（甲氨蝶呤＋长春碱＋多柔比星＋顺铂）联合中性粒细胞集落刺激因子（G-CSF）；吉西他滨＋紫杉醇＋顺铂。

5. 免疫治疗

免疫检查点抑制剂可阻断免疫抑制通路，恢复体内免疫细胞对癌细胞的杀伤力，阻断肿瘤抗原性逃逸，因此，以 PD-1/PD-L1 单抗为代表的免疫检查点抑制剂在多种肿瘤治疗中都大有用武之地。

目前，常用于治疗晚期膀胱癌的免疫疗法为 Tecentriq、Opdivo、Bavencio、Keytruda。

（三）膀胱癌治疗案例

1. 患者信息

李先生，62 岁，男性，退休工程师。

李先生因尿血和尿频症状就诊于泌尿科，经过一系列检查，确诊为膀胱癌。诊断时，患者体内肿瘤已经浸润至膀胱肌层。

2. 诊断过程

（1）膀胱镜检查：膀胱镜检查显示李先生的膀胱内壁存在多个异常组织和肿瘤。通过活检确认了膀胱癌的诊断。

（2）尿液检查：尿液脱落细胞检查及 NMP22 测试均显示阳性，为进一步诊断提供了支持。

（3）CT 扫描：平扫和增强扫描结果显示肿瘤已经浸润至膀胱肌层，同时发现盆腔内有淋巴结肿大（图 1-12）。

（4）MRI 检查：多参数 MRI 明确了肿瘤的分期和范围，发现肿瘤扩散至膀胱周围组织和部分淋巴结。

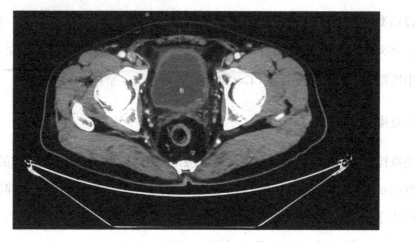

图 1-12 下腹 CT 检查结果

3. 治疗方案

（1）手术治疗

根治性膀胱切除术：进行根治性膀胱切除术，切除了整个膀胱及周围受影响的组织，并进行了双侧盆腔淋巴结清扫术。

术后尿流改道术：由于膀胱已被切除，进行了尿流改道术，建立了回肠膀胱以代替原有的膀胱功能。

（2）化疗

在手术后的 6 个月内，李先生接受了以铂类为基础的化疗，GP 方案（吉西他滨联合顺铂），以处理可能的转移性病灶。

4. 随访与结果

术后：李先生术后恢复良好，虽然手术及康复过程中有一定困难，但总体表现出色。

定期检查：术后 6 个月及 1 年定期检查均未发现复发迹象。尿液检查结果稳定，影像学检查显示没有新发肿瘤。

5. 总结

李先生的治疗方案结合了手术、化疗等综合性治疗方法，以应对膀胱癌的复杂情况。通过多种治疗手段的联合应用，成功控制了癌症，并显著提高了患者的生活质量。

十三、前列腺癌

（一）诊断

直肠指检（DRE）联合前列腺特异性抗原（PSA）检查是目前公认筛查出早期疑似前列腺癌患者的最佳方法。临床上最终确诊主要通过前列腺系统性穿刺活检取得组织，进行病理学诊断。少数患者则是在前列腺增生手术后病理中，偶然发现前列腺癌。

1.DRE

大多数前列腺癌起源于前列腺的外周带，DRE 对前列腺癌的早期诊断和分期具有重要价值。但 DRE 可能影响 PSA 值，应在抽血检查 PSA 后进行。

2.PSA 检查

PSA 具有更高的前列腺癌阳性诊断预测率。

检查人群：50 岁以上有下尿路症状的男性，应常规进行 PSA 和 DRE 检查；有前列腺癌家族史的男性人群，应该从 45 岁开始定期检查；DRE 异常、影像学异常或有临床征象（如骨痛、骨折等）等男性，应进行 PSA 检查。

检查时机：射精 24h 后，膀胱镜检查、导尿等操作后 48h，前列腺的直肠指诊后 1 周，前列腺穿刺后 1 个月；同时，PSA 检测时应无急性前列腺炎、尿潴留等疾病。

结果判定：血清总 PSA（tPSA）>4.0 ng/mL 为异常。

3. 经直肠超声检查（TRUS）

TRUS 对前列腺癌诊断的特异性较低，典型的前列腺癌征象是外周带的低回声结节，超声也可以初步判断肿瘤的体积大小。

4. 前列腺穿刺活检

前列腺系统性穿刺活检是诊断前列腺癌最可靠的检查。

操作过程：为提高诊断率，减少合并症，建议使用冠状、矢状面实时双画面成像的 B 超设备，应用带有双穿刺通道的探头，经直肠进行系统性穿刺。

穿刺指征：①直肠指检发现前列腺结节，任何 PSA 值；② B 超、CT 或 MRI 发现异常影像，任何 PSA 值；③ PSA>10 ng/mL 时，任何游离 PSA/ 血清总 PSA（f/t PSA）和 PSA 密度（PSAD）值；④ PSA 4~10 ng/mL 时，f/t PSA 异常或 PSAD 值异常。需注意，当 PSA 范围在 4~10 ng/mL 时，如 f/t PSA、PSAD 值、影像学正常，应严密随访。

（二）治疗

1. 等待观察和主动监测

等待观察的指标：①晚期（M1）前列腺癌患者，仅限于个人强烈要求避免治疗伴随的不良反应，对于治疗伴随的危险和并发症的顾虑大于延长生存期和提高生活质量；②预期寿命 <5 年的患者，充分告知但拒绝接受积极治疗引起的不良反应；③临床 T1b~T2b，分化良好（Gleason 2~4）的前列腺癌，患者预期寿命 >10 年、经充分告知但拒绝接受积极治疗。

主动监测的指征：①极低危患者，PSA<10 ng/mL 时，Gleason 评分 ≤ 6，阳性活检数 ≤ 3，每条穿刺标本的肿瘤 ≤ 50% 的临床 T1c~T2a 前列腺癌；②临床 T1a，分化良好或中等的前列腺癌，预期寿命 >10 年的较年轻患者，要密切随访 PSA，TRUS 和前列腺活检；③临床 T1b~T2b，分化良好或中等的前列腺癌，预期寿命 <10 年的无症状患者。

2. 外科治疗

外科治疗是前列腺癌重要的治疗方式，包括双侧睾丸切除术、根治性前列腺切除术（RP）和盆腔淋巴结清扫术。

（1）双侧睾丸切除术

双侧睾丸切除术是雄激素剥夺治疗（ADT）中外科去势的基本方法。尽管目前多以睾酮 <50 μg/L（1.7 nmol/L）为前列腺癌去势标准，但双侧睾丸切除术后睾酮可以 <15 μg/L。双侧睾丸切除术或被膜下睾丸切除术操作简单，几乎无并发症，可在局部麻醉下实施并在 12h 内使睾酮达到去势水平；但此种手术无法逆转，且患者失去了间歇性内分泌治疗的机会。

（2）RP

RP（根治性前列腺切除术）需完整切除前列腺、双侧精囊，以及足够的外周组织以获得阴性切缘，目的是去除病灶的同时保留尿控功能，尽可能地保留勃起功能。高龄不是 RP 的禁忌证，但患者预期生存时间应 ≥ 10 年。随年龄的增长，尿失禁等并发症的发生风险相应增加，非前列腺癌相关的死亡也会增加。我国共识推荐：①符合适应证的患者可选择其他治疗方式，包括主动监测和放疗。②中、低危前列腺癌、预期寿命 ≥ 10 年的患者可行 RP。③术前有勃起功能、前列腺癌突出包膜风险较低的患者（T1c 期、Gleason 评分 <7 分和 PSA<10 μg/L）实施保留性神经的手术。④中、高危前列腺癌患者，采用多参数 MRI 决定是否保留性神经。⑤高危局限性前列腺癌和预期寿命 >10 年的患者，可行包括综合治疗在内的 RP。⑥经高度选择的局部进展性前列腺癌 cT3a、cT3b ~ T4N0 或 TxN1 期和预期寿命 >10 年的患者，可行包括综合治疗在内的 RP。⑦RP 前不建议常规行新辅助内分泌治疗。对于局部进展、前列腺体积较大、手术难度较高的患者，新辅助内分泌治疗可以缩小前列腺体积，使肿瘤降期。⑧pN0 期患者，无须新辅助内分泌治疗。⑨前列腺癌突破包膜（pT3 期）、外科切缘阳性、精囊受侵、盆腔淋巴结转移（pN1 期）的患者，建议行辅助放疗。

（3）盆腔淋巴结清扫术

淋巴结转移风险超过 5% 的患者应接受扩大淋巴结清扫术（eLND），清扫范围包括髂外动静脉、闭孔窝及髂内动脉周围的淋巴结组织。前列腺癌 eLND 和淋巴结转移患者，我国共识推荐：①低危前列腺癌患者不建议实施 eLND。②如果术前评估淋巴结转移风险超过 5%，建议对中危前列腺癌患者实施 eLND。③建议对高危前列腺癌患者实施 eLND。④不建议实施局限性盆腔淋巴结清扫术。⑤如果淋巴结转移阳性，对 pN1 期患者进行内分泌治疗，并辅助放疗。对 eLND 术后 < 2 个淋巴结存在显微转移、PSA < 0.1 μg/L 且无淋巴结外转移的患者建议观察随访。

（三）前列腺癌治疗案例

1. 患者信息

张先生，65 岁，男性，高血压病史 5 年。主要症状：近期出现尿频、尿急、排尿困难症状加重伴腰痛不适。

2. 诊断过程

（1）体检和初步检查

张先生在常规体检前列腺特异性抗原（PSA）水平为 158.2ng/mL，明显高于正常范围。

（2）影像学检查

张先生接受了经直肠超声检查（TRUS）和磁共振成像（MRI）。TRUS 结果显示前列腺外周带存在低回声结节，MRI 进一步确认了前列腺癌的诊断（图 1–13）。

（3）前列腺穿刺活检

为进一步确认诊断，张先生进行了前列腺系统性穿刺活检。活检结果显示前列腺癌，Gleason 评分为 8 分。

（4）转移评估

张先生接受了 CT 扫描，发现髂内淋巴结有明显肿大，提示可能存在淋巴结转移，并发现腰椎多发骨质破坏，提示存在骨转移可能，于是进行了骨扫描（图 1–14）提示多发腰椎及髂骨核素异常浓聚，证实骨转移。

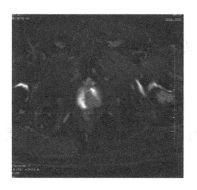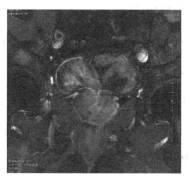

图 1-13　MRI 检查结果

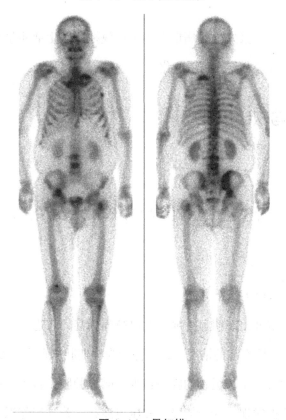

图 1-14　骨扫描

3. 治疗方案

（1）外科治疗

张先生的前列腺癌被评估为转移性激素敏感性前列腺癌，并且伴多发骨及淋巴结转移。因此，无法手术。

（2）内科治疗

根据评估，张先生开始了长期的 ADT 为基础的联合内分泌治疗。

（3）随访与观察

张先生在治疗后接受了定期的 PSA 监测和影像学检查。治疗后 PSA 水平降至 0.2μg/L，且腰痛症状明显好转。继续进行内分泌治疗，并每 3 个月接受一次影像学检查和 PSA 监测。

4. 总结

通过内分泌治疗，张先生的病情得到了有效控制，生活质量显著提高。后续将继续监测和随访，以动态监测病情变化。

十四、骨与软组织肿瘤

（一）诊断

诊断骨与软组织肿瘤主要通过临床表现、影像、病理三者相结合。

1. 临床表现

临床表现主要有以下 3 个方面：

①疼痛：骨关节处出现明显疼痛，尤以夜间为甚，有进行性加重的趋势，止痛药无效，在排除急慢性炎症的情况下，应怀疑为早期肿瘤存在。②肿块：一般在骨、骨关节局部出现肿块，生长缓慢的肿瘤很少有明显肿胀，直到功能发生障碍或发生病理性骨折时，才被发现。③功能障碍和压迫症状：若肿瘤邻近关节受到压迫，活动功能将受限制，活动时有疼痛感，并有肿胀和压痛。发生在脊柱的肿瘤无论良恶性均可压迫脊髓而瘫痪。

2. 影像检查

骨与软组织肿瘤的影像表现可以反映出发病机制，X 线片下有些肿瘤表现为骨的沉积，统称为反应骨；有时表现为骨破坏或骨吸收。常见的恶性骨肿瘤X线表现有"Codman三角""葱皮"现象、"日光射线"等形态。CT和MRI检查用于判定肿瘤是否存在，以及与周围组织的关系和侵犯程度。

病理检查是确认肿瘤的最可靠检查，有切开活检和穿刺活检两种。肿瘤的病理检查可以确定肿瘤的组织学类型和肿瘤的良恶性，以确定骨肿瘤的外科分期。用外科分期来评估骨肿瘤，分良、恶性骨肿瘤从而制订治疗方案。

此外，生化测定也是不可忽视的一种诊断手段。患骨肿瘤的患者，骨质迅速破坏时，血钙往往升高；成骨性肿瘤碱性磷酸酶有明显升高；男性酸性磷酸酶的升高对骨转移有显著意义。总蛋白浓度升高、本周氏蛋白阳性提示浆细胞骨髓瘤等。

（二）治疗

目前治疗骨与软组织肿瘤的方法有：①手术治疗：良性肿瘤多以局部刮除植骨或切除为主。恶性肿瘤根据局部病灶情况广泛切除后，采用人工假体置换术、血管重建、异体骨移植等方法，并采用各种游离和带蒂皮瓣等方法修复术后软组织缺损。②化学药物治疗：术前新辅助化疗和术后辅助性化疗，术前化疗的目的在于消灭微小转移、评估化疗药物效果、减小局部肿瘤、减低临床分期，便于手术广泛切除。③放射治疗：对于一部分保肢手术或躯干手术不能做到广泛切除的部位，术前实施放疗可以增加局部切除率，术后实施放射治疗，可以减少肿瘤的复发。④介入治疗。⑤免疫疗法。⑥中医综合治疗等。

（三）骨与软组织肿瘤治疗案例：

1.患者信息

李华（化名），男，17岁，学生，患者因左膝关节疼痛、肿块逐渐增大而就医。疼痛主要在夜间加重，服用止痛药效果不佳，肿块逐渐明显并导致左膝活动受限。

2.病史

（1）起病过程：患者左膝部疼痛已有6个月，起初为间歇性疼痛，逐渐加重，影响日常生活。最近 3 个月左膝部出现明显肿块，伴有膝关节功能障碍。

（2）既往史：无特殊病史，无家族遗传病史。

3. 体检

（1）左膝关节部位触及一个约 4cm 的肿块，质地较硬，表面不规则。

（2）左膝关节活动范围受限，屈伸受限。

（3）左膝部有明显的压痛。

4. 影像检查

（1）X 线检查：左胫骨上段出现骨破坏和"Codman 三角"现象。骨膜反应明显，提示可能存在恶性肿瘤（图 1-15）。

（2）CT 检查：骨质破坏广泛，肿瘤有侵蚀周围骨质的迹象，提示肿瘤已侵及软组织。

（3）MRI 检查：显示肿瘤已侵及关节周围软组织，并有一定程度的血管侵犯。

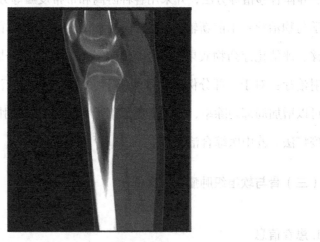

图 1-15　X 线检查结果

5. 病理检查

进行左胫骨上段肿块的活检，病理结果显示肿瘤为高分化骨肉瘤。组织学检查确认为恶性肿瘤，并已确定外科分期为 II 期。

6. 治疗方案

（1）术前放化疗：由于肿瘤为恶性，给予术前新辅助放化疗，以缩小肿瘤体积，减低临床分期。使用多药化疗方案，包括长春新碱、环磷酰胺和多柔比星。

（2）手术治疗：在新辅助治疗后，肿瘤体积明显缩小，决定进行广泛切除术。手术切除了左膝关节内的肿瘤及周围受累组织，并进行了人工假体置换术来修复受损关节。术后进行了皮瓣修复，重建了软组织缺损。

（3）术后辅助化疗：为防止复发，术后继续进行辅助化疗，使用不同的药物方案，如多柔比星和异环磷酰胺。

（4）康复治疗：术后进行康复训练，包括物理治疗和功能锻炼，帮助恢复关节活动和腿部力量。

7. 随访与预后

术后 6 个月，患者的左膝关节功能恢复良好，疼痛症状显著减轻。影像学检查显示无明显肿瘤复发迹象。患者继续定期随访，保持化疗后的定期检查和影像监测，以确保肿瘤未复发。

8. 总结

本病例展示了骨与软组织肿瘤的综合治疗方案，包括术前化疗、广泛手术切除、术后化疗和放射治疗等。综合治疗取得了良好的效果，患者功能恢复良好，预后较为理想。

十五、黑色素瘤

（一）诊断

黑色素瘤是一种恶性肿瘤，可发生于皮肤、眼、口腔、直肠和生殖器等部位。早期症状通常表现为皮肤上的新生痣或痣的改变，如颜色加深、边缘不规则、大小增大等。对可疑的皮肤病变，皮肤活检是必要的，以明确诊断是否为黑色素瘤。一旦诊断确认，对患者需要进行全身影像学检查，包括 CT、MRI、PET-CT 等，以评估肿瘤的分期和是否有转移。此外，实验室检查如 LDH 水平和其他肿瘤标志物（如 S-100、MIA）的检测也是重要的。这些检查有助于评估黑色素瘤的预后和进展情况，为制订有效的治疗方案提供参考。及早发现和治疗黑色素瘤对于患者的生存率和生活质量至关重要。

（二）治疗

对于原发部位黑色素瘤的治疗，手术切除是首选方法。手术的范围和深度需要根据肿瘤的大小和深度来确定，以确保彻底清除肿瘤并减少复发的风险。对于那些手术无法完全切除或存在局部淋巴结转移的患者，放疗是一种有效的治疗选择。放疗能够减少肿瘤的复发，并提高患者的生存率。

对于中晚期或已经转移的黑色素瘤患者，化疗是常规治疗手段之一。常用的化疗药物包括达卡巴嗪、顺铂、卡铂等，这些药物能够通过干扰肿瘤细胞的生长和分裂来抑制瘤体的发展。

此外，针对黑色素瘤分子机制的突变，靶向治疗是一种新兴而有效的治疗方法。例如，针对 BRAF 基因突变的患者，BRAF 抑制剂和 MEK 抑制剂等靶向药物能够更加精确地杀灭肿瘤细胞，提高治疗效果。

最近，免疫治疗在黑色素瘤的治疗中也取得了显著进展。免疫治疗利用患者自身的免疫系统来攻击肿瘤细胞，已批准使用的免疫治疗药物有 PD-1 抑制剂、CTLA-4 抑制剂等。这些药物能够激活患者的免疫系统，增强其抵抗肿瘤的能力，从而延长患者的生存期和提高生活质量。

（三）黑色素瘤治疗案例

1. 患者信息

张女士，45 岁，女性，职员。

2. 临床表现

张女士6个月前在美容店进行额头一个黑痣的药物点痣（图1-16），之后在同一位置附近出现一团新生痣，痣的颜色逐渐加深，边缘变得不规则，并且逐渐增大。考虑到病变的可疑性，决定前往医院进行检查。经过皮肤活检，确诊为黑色素瘤，且病理报告显示肿瘤为厚度较大、侵袭性强的黑色素瘤。

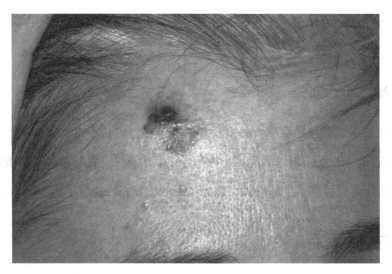

图1-16 黑色素瘤实拍

3. 诊断过程

确诊后，张女士接受了全身影像学检查，包括CT和PET-CT，以评估肿瘤的分期和是否有转移。结果显示肿瘤未发生远处转移，但右侧腮腺区已有肿大，提示局部淋巴结转移。

4. 治疗方案

根据患者的情况，治疗团队决定采取以下方案：

（1）手术切除：张女士在确认没有远处转移后，接受了左额部皮肤黑色素瘤的手术切除。手术中，医生确保切除肿瘤及其周围一定范围的正常组织，并对右颈部的淋巴结进行了清扫。

（2）靶向治疗：在进一步的基因检测中，发现张女士的黑色素瘤存在 BRAF 基因突变。治疗团队为其开具了 BRAF 抑制剂（达拉非尼＋曲美替尼）进行靶向治疗，以期精准杀灭肿瘤细胞，延缓病情进展。

5. 治疗结果

经过六个月的治疗，张女士定期进行随访检查，影像学检查显示肿瘤未再复发，淋巴结也未出现新的病变。患者在治疗期间耐受良好，生活质量有所提高，心态积极乐观。

6. 总结

本案例展示了黑色素瘤患者的多学科治疗策略，包括手术、靶向治疗和免疫治疗的综合应用，显示了现代医学在黑色素瘤治疗方面的进展与希望。患者的早期诊断和及时治疗为其提供了良好的预后，为今后的治疗路径提供了有益的借鉴。

十六、鼻咽癌

（一）诊断

鼻咽镜检查被证明是一种简便、快捷且有效的方法。通过此项检查，医生能够清晰地观察鼻咽腔内的黏膜情况，发现任何肿物或溃疡，并且可以取得活组织进行病理切片检查。这种检查对于及时、正确地发现鼻咽癌具有重要意义。

在影像学检查方面，MRI 和 CT 扫描是至关重要的方法。MRI 因其高分辨率和对软组织的敏感性而备受青睐。它能够明确肿瘤的位置、范围以及与周围结构的关系，特别适用于放疗后复发的鼻咽癌。与此相似，CT 扫描也能提供高分辨率的图像，显示鼻咽部结构的任何变化，以及癌症对周围结构的侵犯情况。

血清学检查对于确定 EB 病毒感染的患者至关重要。通过检查患者血清中的 EB 病毒抗原和抗体水平，以及 EB 病毒 DNA 的拷贝数，医生可以评估感染的严重程度。对于尚未确诊的情况，需要定期随诊，并可能需要进行多次切片检查以确认诊断。

在病理学检查方面，首选采取鼻咽组织进行活检。如果活检结果为阴性，则可以考虑进行颈部淋巴结活检，以排除鼻咽癌的可能性。

（二）治疗

由于鼻咽的位置特殊，传统手术切除有一定的局限性。鼻咽癌对放疗敏感，放疗是目前公认的鼻咽癌首选治疗手段。应根据不同的临床病理分期制订个体化分层治疗策略，对于早期癌一般采用单纯放射治疗，局部晚期癌则推荐采用放疗为主的综合治疗。转移性鼻咽癌则多采用姑息性治疗，包括全身治疗、局部治疗以及对症治疗等。

值得注意的是，放疗过程容易对靶区周围重要正常组织器官造成损伤，主要分为两大类：

第一类是急性或亚急性放疗反应，一般在放疗期间或放疗后 3~6 个月内出现。这些反应包括急性腮腺炎、口腔黏膜炎、发热性皮炎和味觉障碍等。

第二类的毒性反应通常在放疗后 6 个月出现，主要包括口干、蛀牙、张口困难、放射性中耳炎、放射性上肺纤维化、皮肤软组织纤维化和放射性脑脊髓病、放射性眼病等。

有效的预防措施及功能锻炼是降低放疗晚期并发症的重要方案，应及早地进行康复介入，能有效地减少并发症带来的痛苦，改善营养水平，提高生活质量。同时定期进行随访，以便及早发现和管理。

（三）鼻咽癌治疗案例：

1. 患者信息

张先生，54 岁，男，无重大疾病史，无家族肿瘤病史。

2. 临床表现

胡先生于 2023 年 5 月因右耳听力下降、鼻塞伴回缩性涕血就诊。经过详细询问病史后，发现其症状已持续两个月。患者无吸烟、饮酒史。

3.诊断过程

为进一步确诊，医生为胡先生安排了鼻咽镜检查，提示鼻咽部有淡红色隆起性新生物，表面肿胀不平。取活检病理提示非角化性低分化癌。此外，医生为张先生进行了MRI扫描（图1-17），确认肿瘤位于鼻咽部，侵犯周围组织（侵犯斜坡、右侧岩尖），并且发现右侧颈部淋巴结肿大，分期T3N1M0III期。血清学检查显示EB病毒抗体水平升高。

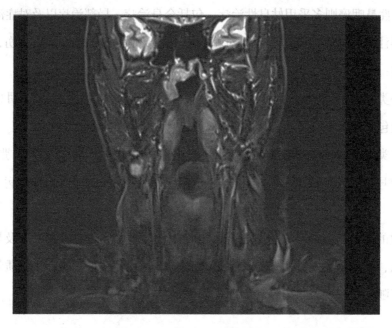

图1-17 鼻咽MRI检查结果

4.治疗方案

根据张先生的病理分期，医生制定了个体化的治疗方案。由于其病情为局部晚期鼻咽癌，治疗方案主要为放疗结合化疗。

（1）诱导化疗：给予胡先生GP方案（吉西他滨+顺铂）诱导化疗1周期。3周后行鼻咽MRI复查评估疗效部分缓解。

（2）放疗：在2023年7月开始接受放疗。医生为其制订了为期七周的放疗计划，每周五次，鼻咽肿瘤区域累积剂量为7000cGy，颈部转移淋巴结6600cGy。特别注意放疗过程中对周围正常组织的保护，采取了三维适形放疗技术，最大限度减少对腮腺、喉部及耳部的损伤。

（3）化疗：在放疗的同期进行同步顺铂化疗，以增强疗效。化疗计划为每三周一次，共进行2次化疗。

5.治疗结果

经过治疗后，张先生的症状显著改善，鼻塞和涕血基本缓解。复查MRI显示肿瘤明显缩小，颈部淋巴结肿大情况有所改善。

医生建议张先生定期随访，每三个月进行一次影像学检查，以监测是否有复发的迹象。同时，鼓励张先生进行康复训练，包括口腔保健和营养干预，以减轻放疗后期的并发症。

6.总结

张先生的治疗经过个体化的综合管理，充分体现了鼻咽癌治疗中的多学科合作和个体化分层治疗的重要性。通过及时的诊断与有效的治疗，患者的生活质量得到了显著提高，且定期随访将有助于早期发现和管理潜在的复发风险。

第三节　抗肿瘤治疗的实施

一、抗肿瘤治疗预处理

（一）药物预处理

1.药物选择

抗肿瘤治疗预处理在医疗中扮演着关键角色，成功与否取决于医生精心选择合适的药物。在进行预处理时，医生必须深入考虑患者的具体情况、肿瘤类型和治疗方案，以确保药物的准确性和有效性。由于不同药物可能具有不同的机制和作用方式，因此谨慎选择药物显得尤为重要。所以，选择合适的药物是预处理成功的关键要素，对于抗肿瘤治疗的顺利进行具有至关重要的意义。

2. 药物剂量

确定药物的合适剂量是预处理的关键步骤之一。医生需要根据患者的身体状况、肿瘤的特性以及治疗的整体方案来精确计算药物的剂量，以确保在预处理阶段取得最佳效果。

3. 药物组合

有时候，采用多种药物的组合可能比单一药物更有效。医生在制订预处理方案时会考虑药物之间的相互作用，以及它们对肿瘤的综合影响。药物组合的选择需要根据患者的个体差异和治疗需求进行个性化设计。

4. 药物耐受性评估

在药物预处理之前，医生需要评估患者对特定药物的耐受性。这包括检查患者的过敏史、药物过敏反应以及其他可能影响药物治疗效果的因素。通过全面评估，医生可以更好地选择适合患者的药物。

5. 药物预处理的时间安排

确定药物预处理的时间安排是确保治疗流程协调有序的重要环节。医生需要根据患者的具体情况和治疗计划，合理安排药物预处理的时间，以确保最佳的治疗效果。

二、抗肿瘤治疗血管通路的选择

（一）留置针

留置针价格低廉，操作简便，适用于血管条件较好的患者。然而，由于静滴化疗药物、短留置时间和高堵塞率等缺点，该方法不适用于长期治疗及输注。并且存在静脉炎和药物外渗风险，反复穿刺可能导致难以找到可用血管。因此，尽管有明显优势，仍需注意其局限性，特别是在治疗要求较为复杂或长期的患者中使用时需慎重。

（二）临时性中心静脉置管（CVC）

中心静脉导管（CVC）是医疗中通过皮肤穿刺引入中心静脉的操作，通常选择颈内、锁骨下、股静脉，插入上、下腔静脉并固定。CVC方便治疗用途，也可测定生理参数。在医疗中，它发挥着关键作用，为治疗提供方便通路，同时提供可靠手段监测生理参数。综合而言，CVC在医疗领域具有重要地位，不仅提供治疗通路，还确保了生理参数的有效监测。

目前临床常见的中心静脉导管包括非隧道型、隧道型、经外周静脉置入型及完全植入型4种，它们有不同的留置部位、留置时间，在临床上分别有一些需要注意的事项。

三、各类中心静脉置管特点

（一）非隧道型

非隧道型导管是一种在留置部位直接穿刺的血管通道，可选择颈内静脉、锁骨下静脉、腋窝静脉或股静脉。通常，留置时间短暂，仅为数天到3周。这种导管的特点是直接从穿刺部位突出皮肤，适用于短期治疗或监测。

（二）隧道型

隧道型导管则需要更长时间的留置，可选择颈内静脉或锁骨下静脉。留置时间可延长至数月到数年。这种导管通过皮下隧道到达血管入口，导管接口位于皮肤外，套囊的存在有助于减少管路细菌定植。Groshong导管中的三通阀可防止血液回流和空气栓塞，适用于长期使用刺激性药物，如化疗药物。

（三）经外周静脉置入型

经外周静脉置入型导管留置在贵要静脉、头静脉或肱静脉等部位，留置时间一般为数周到数月。这种导管通常从穿刺部位突出皮肤，无套囊，可为单腔、双腔或三腔。它的应用范围涵盖困难的静脉通路、血液采样、中期给药以及给予刺激性药物和全肠外营养等情况。

（四）完全植入型

完全植入型导管留置时间较长，通常植入颈内静脉或锁骨下静脉。导管的整体部分和输液港位于皮下，输液港无须穿刺针插入。相较于其他类型的导管，中心静脉导管的血源性感染发生率较低。这种导管适用于长期间歇性使用药物、服用刺激性药物等情况。

（五）置管并发症及处理

1. 空气栓塞

气体栓塞对机体的影响因空气量而异。当空气量较少时，可能会分散到肺泡毛细血管，与血红蛋白结合或散布至肺泡，并随呼吸排出体外，不会造成明显的器官损害。然而，大量迅速进入血液循环的空气可能引发严重的心血管问题。在心脏搏动的作用下，空气与血液搅拌形成大量泡沫，可能阻塞肺动脉或难以被排除，增加了猝死的风险。

当约有100mL的空气迅速进入血液循环时，可能导致心力衰竭的症状，表现为胸部异常不适、咳嗽、胸骨后疼痛、呼吸困难和紫绀等症状，患者可能感到濒死。

处理：①立即让患者取左侧卧位和头低脚高位；②给予高流量氧气吸入；③立即通知医生；④观察病情变化，有异常及时处理；⑤给予心理支持，解除紧张情绪。

2. 穿刺误入动脉

颈内静脉穿刺易损伤颈内动脉，锁骨下静脉穿刺时，进针过深易误伤锁骨下动脉。

处理：立即推出穿刺针，手指按压穿刺部位至少5~10min，然后检查出血情况。

如患者凝血困难，延长按压时间。

3. 心包填塞

患者突然出现紫绀、面颈部静脉怒张、恶心、胸骨后和上腹部疼痛、烦躁不安、呼吸困难等症状。体征方面，低血压、脉压变小、心动过速、心音低远、中心静脉压上升。这一特点表明可能患有心包填塞。

处理：①立即给予半坐卧位、前倾座位；②吸氧；③控制输液速度；④心电监护，严密观察病情变化；⑤告知医生，协助医生做好心包穿刺或心包切开。

4. 气胸

颈内静脉或锁骨下静脉穿刺时均有损伤胸膜和肺尖的可能，患者突然出现胸闷，气促，胸痛，听诊呼吸音减弱或消失、叩诊鼓音。

处理：①吸氧；②半卧位休息；③协助 X 线检查；④肺压缩＞25%，立即准备胸穿或胸腔闭式引流；⑤严密观察病情变化。

5. 心律失常

颈内静脉或锁骨下静脉穿刺时，通常由导丝或导管刺激大血管壁或心房壁所致。

处理：放入导丝或导管时注意深度，一般右侧不超过 15cm，左侧不超过 17cm，发生心律失常立即将导丝或导管往外推出少许。

（六）经皮选择性中心静脉置管（PICC）

化疗药物的强毒性一直是治疗过程中的难题，尤其是一些强灼伤药物。传统的外周静脉输注方式存在一系列并发症，如静脉炎、血栓和剥脱等，使得治疗过程变得更加复杂。然而，通过上腔静脉输注这些药物，可以迎刃而解这些问题。

上腔静脉的血流量相较于手部血流量更大，达到 200~250 倍，使得药物在进入上腔静脉后被血流迅速稀释，有效避免了对血管的过度刺激。这种直接输注方式不仅可以防止药物外渗对机体造成的伤害，还能够在无任何痛苦的情况下完成整个化疗疗程。

因此，通过上腔静脉输注化疗药物，不仅有效减少了药物对血管的刺激，还能够防范外渗对机体的潜在伤害，提高患者完成整个化疗疗程的可能性，从而显著减轻患者在治疗过程中的痛苦。这一方法为化疗治疗提供了更安全、更有效的途径。

（七）携带 PICC 导管需要注意的事项

在进行导管护理的过程中，换药频率是一个至关重要的方面。置管后的首 24h 内，每日更换药品是必要的。随后，在伤口恢复良好，无感染、渗血的情况下，每 7d 更换一次敷料，但这一步骤必须由经过专业培训的人员来进行，以确保操作的准确性和安全性。

除了定期更换敷料，我们也需要时刻关注伤口的状态。如果发现伤口敷料松动、潮湿，或者穿刺部位出现红肿、皮疹、渗出、过敏等异常情况，应立即采取行动，及时更换敷料，甚至可以考虑缩短更换周期。连续观察局部变化，有助于及时发现并解决潜在的问题。

在洗澡时，我们需要格外注意保护导管和伤口。使用保鲜膜包裹穿刺部位，可以有效防止敷料受潮，而盆浴则是被明确禁止的。这些注意事项有助于维护导管周围环境的干燥，减少感染的风险。

在日常生活中，我们还需要限制一些动作，以确保导管的安全。特别是在置管的一侧，要避免提取重物和过度活动，以防导管发生断裂和移位，从而保障导管的长期有效使用。

此外，睡姿调整也是必不可少的。为了避免压迫导管并影响手臂的血液循环，睡觉时要特别注意避免长时间侧卧在置管的一侧。通过合理的睡姿调整，可以降低对导管的不适感，有助于患者更好地适应导管的存在。

四、输液港

（一）输液港的优势

相对于 PICC，它到底有什么优势呢？患者的便利性得到充分考虑，治疗方案无外露管子，外观低调不引人疑虑，维护简便。隐秘性高，患者可随心洗澡、游泳。操作简单，皮下埋植显著降低感染风险，有效减少药物外渗，加强血管保护。维护周期长，治疗间歇期仅4周，每次维护仅需一次。长期使用方面，可通过穿刺隔膜达到1000次而无损伤，蝶翼针可连续使用7d，输液港甚至可使用19年。

（二）输液港的日常维护

在输液过程中，需特别注意一些细节以确保患者的安全。在输液期间，患者应避免过度活动，以免造成针头脱出的风险。手术后，伤口的护理至关重要，建议每2~3d更换一次伤口敷料，保持敷料的干燥。同时，通过使用镜子观察周围皮肤，可以及时发现并处理任何异常情况。

伤口愈合后，患者才能进行正常的洗澡。然而，需要注意避免重力对植入输液港部位的撞击，以防引起不适。对于带有针头的患者，保持敷料完整至关重要，任何松脱或潮湿的情况都需要立即更换针头。此外，针头只能保持5d，到期后必须及时到医院拔出针头。

在长期的输液治疗中，定期护理和检查是至关重要的。建议每4周到正规医院进行冲管、封管的输液港护理，以确保设备的正常运作。生活方式方面，患者可以正常进行家务和散步，但需避免重体力活动，如举哑铃、拳击等，以维护植入输液港的稳定状态。

（三）抗肿瘤药物用药顺序

抗肿瘤药物在癌症治疗中扮演着关键角色，常采用联合给药的策略，涵盖两种或更多药物。此举旨在使不同药物作用于肿瘤细胞的不同周期阶段或靶点，以达到治疗效果的最大化。药物输注顺序的科学合理性对于协同作用的发挥至关重要，能够在提高治疗效果的同时减轻或避免毒副作用的发生。更为重要的是，优越的输注顺序还能够有效延缓甚至消除肿瘤细胞对药物的耐药性。

因此，抗肿瘤药物的联合给药方案及合理的输注顺序不仅在提升治疗效果方面发挥着关键作用，同时在减轻毒副作用和防范肿瘤细胞耐药性方面也具备显著的意义。

（四）常用抗肿瘤药物的类型

（1）细胞毒性药物：如顺铂、紫杉醇等。

（2）激素疗法：如他莫昔芬、阿那曲唑等。

（3）靶向治疗药物：如赫赛汀、伊马替尼等。

（五）常用抗肿瘤药物的类型和作用机制

（1）细胞毒性药物：通过阻止 DNA 复制或修复，从而杀死癌细胞。

（2）激素疗法：通过调节激素水平，从而抑制癌细胞生长。

（3）靶向治疗药物：靶向癌细胞特有的分子标志物，从而精确地杀死癌细胞。

（六）化疗、靶向和免疫药物的作用机制

1. 化疗

化疗药物主要通过干扰癌细胞的生长和分裂来起作用。这些药物通常会影响癌细胞的 DNA 或 RNA，从而阻止其复制。然而，化疗药物也可能影响正常细胞，导致一系列副作用。

2. 靶向治疗

靶向治疗药物是一类专门针对癌细胞特定标志物的药物。与传统的化疗药物不同，靶向治疗药物通常只影响癌细胞，从而减少对正常细胞的影响。这些药物通常用于治疗某些特定类型的癌症。

3. 免疫药物

免疫药物通过激活或增强体内的免疫系统来对抗癌细胞。这些药物可以帮助免疫系统更有效地识别和攻击癌细胞。免疫药物通常用于治疗晚期或难以治疗的癌症。

（七）抗肿瘤药物给药顺序的影响因素

抗肿瘤药物的给药顺序，通常受药物相互作用、细胞增殖动力学和药物刺激性等因素影响。

1. 药物相互作用原则

药物的给药顺序需综合考虑药物相互作用、细胞增殖动力学和药物刺激性等多重因素。为实现药物体内动力学与效应学的良好协同，必须精心选择给药顺序。关键在于确保疗效的最大化，同时降低毒副作用的风险。细致的用药计划能够减少不必要的药物干扰，有助于提高治疗的有效性。

2. 细胞增殖动力学原则

在处理生长缓慢的实体瘤时，建议首先采用周期非特异性药物，以稳定肿瘤生长。而对于生长迅速的肿瘤，则需要相反的操作，先使用周期特异性药物来迅速抑制肿瘤增殖。周期非特异性药物，如烷化剂、铂类化合物和抗肿瘤抗生素，以及周期特异性药物，如影响核酸生物合成的抗代谢药物和干扰有丝分裂的植物类药物，都在治疗方案中发挥着不可替代的作用。

3. 药物刺激性原则

在选择两种以上抗肿瘤药物注射剂时，原则上应首先使用刺激性较强的药物，然后再使用刺激性较弱的药物。为减轻残留药物可能导致的血管刺激，建议在使用刺激性强的药物后，采用生理盐水或5%葡萄糖注射液进行冲管。尤其在化疗开始时，静脉的结构相对较为稳定，药液渗出机会小，对周围组织的刺激也较小。这一原则的遵循有助于最大限度地确保药物的有效性，同时最小化可能的不良反应，改善患者的治疗体验。

第四节　常见抗肿瘤治疗不良反应及处理

一、恶心与呕吐

恶心呕吐是癌症患者在接受化疗、免疫和靶向治疗时常见的不良反应之一。这是因为这些治疗方式对胃肠黏膜上皮细胞产生抑制作用，引发胃肠道反应，表现为恶心和呕吐。呕吐的程度分为四级，从每天1~2次到可能危及生命的次数，需要紧急干预治疗。

预防性用药是控制恶心呕吐的重要手段，特别是建议对接受抗肿瘤药物治疗的患者常规预防性使用止吐药。其中，高选择性5-羟色胺受体拮抗剂，如恩丹西酮、格拉司琼、托烷司琼、阿扎司琼等，是常用的止吐药物。

如果患者在预防用药后仍有恶心呕吐症状，可以考虑采用综合治疗方法。这包括联合应用不同种类的止吐药，以增强疗效。此外，中医治疗方法也可作为补充手段，如针灸、穴位贴敷以及艾灸等。这些方法通过调整身体的能量流动和平衡，有助于缓解恶心呕吐的不良反应。

二、便秘

便秘是一种常见的肠道症状，其特征包括排便次数减少、粪便干硬、排便费力和时间延长。据统计，便秘的患病率在人群中为2%~10%，女性的患病率高于男性，并且随着年龄增长，患病率也呈上升趋势，60岁以上者占28%~50%。诊断便秘的标准包括大便量小于35g/d，在高纤维素饮食的情况下，女性排便少于3次/周，以及超过3d无排便。

肿瘤患者更容易出现便秘症状，其中癌肿本身就可能是引起便秘的原因之一。此外，长期卧床、摄食减少、癌症疼痛以及止痛剂的使用等因素也可能加重便秘症状。对于肿瘤患者，便秘处理尤为重要，因为便秘时间越长，粪便越干燥而坚硬，甚至可能出现羊粪样便，这都会给患者带来极大的不适。

正确分析便秘的病因并采取适当的处理措施对于肠道肿瘤的早期诊断和提高患者的生活质量至关重要。

治疗：

对于肠道肿瘤浸润而导致的狭窄、梗阻等引起的便秘，应及时进行手术治疗。而非器质性便秘的治疗，常采用综合的治疗方案。

（一）一般治疗

养成定时排便的习惯，特别是在早餐后排便，可培养良好的排便反射。增加饮食中纤维素含量至每日 15g 以上，并保持每日饮水量在 1500mL 以上。鼓励适度参与体力劳动或体育锻炼，以增强腹肌、膈肌、肛提肌等相关肌肉力量。维持良好的心理状态，避免过度的精神刺激。

（二）药物治疗

常用的缓泻药物有多种作用机制。它们可以刺激肠道分泌的减少和吸收，增强肠腔的渗透压和流体静水压等。然而，长期使用这些药物，尤其是刺激性缓泻剂，可能导致泻药性肠病，这会对肌间神经丛功能造成损害。

因此，不建议长期给便秘患者服用缓泻剂治疗。但在一些特定情况下，短期使用仍然是合理的，但需要注意个体化给药剂量。建议每周使用不超过 2 次。常见的缓泻药物类型包括容积性泻药（如琼指甲基纤维）、润滑剂（如甘油、石蜡油）、高渗性泻药（如硫酸镁、甘露醇）、刺激性泻药（如番泻叶、蓖麻油、大黄、大黄苏打片）以及软性泻药（如二辛基硫酸琥珀酸钠）。

（三）手术治疗

便秘的病理生理和治疗手段的改进带来了重要的发展。我们对便秘的病理生理有了更深入的了解，并且检查手段的改进使得手术治疗便秘成为可能。针对慢传输型便秘，若经过一般治疗无效，手术治疗是一种可行的选择。目前，全结肠切除加回直肠吻合是主要的手术方式。术前的严格选择至关重要，特别是对于早期或晚期肿瘤患者，需要权衡利弊，以提高治疗效果。

三、腹泻

免疫治疗患者最常见的不良反应之一是胃肠道毒性。这些药物可能导致肠黏膜损伤，进而引发腹泻。腹泻严重程度分为四级：1 级每日腹泻少于 4 次；2 级每日腹泻 4~6 次，伴有腹痛和便血；3 级每日腹泻 7 次以上，伴有剧烈腹痛和腹膜刺激征；4 级则为胃肠穿孔。

治疗：

针对腹泻的治疗策略需根据其严重程度和持续时间而定。一般治疗方案包括积极的补液措施以及纠正水电解质失衡。不同级别的腹泻有着不同的治疗选择。对于轻度的 1 级腹泻，通常可以单纯使用止泻药物，例如洛哌丁胺。而对于更严重的 2 级及以上腹泻，首选的治疗方案则是口服泼尼松等糖皮质激素。对于 3~4 级的腹泻或者糖皮质激素治疗无效的情况，可考虑采用免疫抑制剂，例如英夫利西单抗、维多珠单抗等。

四、骨髓抑制

骨髓抑制是肿瘤治疗中常见的副作用，其表现为骨髓中血细胞前体的活性下降。这些前体细胞是血流中红细胞和白细胞的来源。外界的理化因素会破坏骨髓中的这些前体细胞，导致正常血细胞数量减少，包括白细胞、红细胞和血小板的下降。这种情况被称为骨髓抑制。

治疗：

放疗单独引起的骨髓抑制相对较轻，但若与化疗同步进行，则骨髓抑制程度会加重。缺乏密切观察和血常规监测可能导致骨髓抑制严重，进而引发感染，甚至危及患者生命。在接受放化疗期间，必须密切观察患者病情，避免接触感冒、发热或其他感染源，并且注意个人卫生。同时，营养补充至关重要，需要定期进行血常规检查，频率可在每天一次至一周一次之间。对于轻度骨髓抑制，简单的处理措施可使其在 3~5d 内快速恢复。然而，对于中重度骨髓抑制，需要专业医生进行评估，并采取适当的治疗方案，如暂停放疗、化疗，使用血细胞增生药物，进行成分输血或进行抗生素治疗等。

五、乏力

癌症患者，尤其是接受积极治疗者，常常饱受乏力之苦。据统计数据，高达 90.21% 的患者遭受着癌症相关的乏力困扰，其中 77.97% 感受到了中、重度乏力。这种疲劳不同于一般的疲惫，即便轻微活动也能令人感到疲倦，而情绪低落的风险也相对较高。令人担忧的是，与日常疲劳不同，癌症相关的疲劳往往难以被睡眠和休息所缓解，而且可能长时间持续。

（一）治疗贫血

（1）治疗贫血：治疗贫血可能有助于减轻疲劳。

（2）改变饮食习惯：多吃富含铁和维生素的食物。

（3）输血红细胞：输血治疗贫血症效果很好。但存在一些副反应。

（4）药物治疗：Epoetin alfa 和 darbepoetin alfa 是治疗化疗引起的贫血的两种药物，这种类型的药物可能缩短生存时间，增加严重心脏病的风险，并导致一些肿瘤生长更快或复发。使用前须咨询医生。

（二）治疗肌少症

尚无特效药物治疗肌少症，常使用针对肌少症发病机制不同环节的药物，以延缓其发生发展。欧洲老年肌肉衰减症工作组和北京协和医院等权威机构强调，通过早期干预，可预防、延迟、治疗甚至逆转肌少症。

研究已表明，运动联合营养干预对肌少症是有效的。在医院内的抗阻力训练联合营养补充包括支链氨基酸、维生素 D、乳清蛋白和羟基丁酸盐（HMB）强化牛奶，可显著提高躯体机能、肌肉质量和力量。

（三）治疗疼痛

治疗疼痛可能会缓解疲劳，但是阿片类的止痛药可能会让患者感到乏力困倦，因此使用剂量需要临床医生根据患者情况判定。

（四）治疗抑郁症

精神兴奋药物比如氟西汀、帕罗西汀、舍曲林、氟伏沙明，可以帮助一些患者有更多的精力和更好的情绪，并帮助其思考和集中注意力。

六、神经毒性

神经毒性指的是药物及其代谢产物对神经系统产生的直接或间接有害影响。这种毒性可分为中枢神经系统和周围神经系统两类。周围神经毒性通常是剂量相关的可逆性反应，可能导致指（趾）麻木、腱反射消失、感觉异常等症状，甚至引起便秘或麻痹性肠梗阻。少数药物也可能引发中枢神经毒性，表现为感觉异常、肢体麻木、步态失调、精神异常等症状。

治疗：

（1）代表药物：铂类（顺铂和奥沙利铂）的神经毒性症状最为常见和严重，且与累积剂量呈正相关。长春碱类和紫杉醇都会产生剂量相关性感觉、运动神经病变，症状往往首先出现在下肢，随着病情的进展波及上肢，通常以周围神经症状为主。

（2）防治：①联合用药时药物的剂量不宜过大；②密切观察毒性反应，定期做神经系统检查；③一旦出现神经毒性，应立即停药或换药，并给予神经营养药和血管扩张药，如维生素 B 片（10~20 mg），或维生素 B（1 片，po，tid），或地巴唑片（5~10 mg，po，tid），或烟酸片（50~200mg，po，tid），或弥可保片（500 μ g， po, tid）等对症处理。

七、过敏

多数化疗药物仅表现为各种皮疹，停药后可消失。仅少数化疗药物如门冬酰胺酶、紫杉醇、多烯紫杉醇、博来霉素、平阳霉素及替尼泊苷等可发生严重速发性过敏反应。临床表现为胸闷、呼吸困难、皮肤荨麻疹、面部潮红或青紫、休克，如果抢救不及时往往会危及生命。一般过敏反应发生在用药后 3~10min。

治疗：

（1）立即停止服用化疗药物，吸氧。

（2）类固醇激素：地塞米松 5~10mg，iv 和（或）异丙嗪 25 mg，im。

（3）0.1% 肾上腺素 0.5 mL，ih。

八、皮疹

抗肿瘤治疗（化疗、免疫治疗、靶向治疗）可导致身体内白细胞计数减少，因此容易引起皮肤黏膜发生炎性反应，形成皮疹。

常见症状包括发红、皮疹、干燥、脱皮和瘙痒，也常出现皮肤溃疡或开裂，从而增加皮肤感染的风险。

皮疹的严重程度分为 4 个级别，具体如下：一级皮疹涉及 10% 的体表面积，可能有或没有症状；二级皮疹覆盖 10%~30% 的体表面积，可能对患者的心理造成影响；三级皮疹覆盖超过 30% 的体表面积，可能伴有局部感染，需口服抗生素治疗。四级皮疹覆盖在任何体表面积，需服用抗生素等药物，甚至危及生命。随着严重程度的增加，皮疹可能会对患者的生活产生不同程度的影响，因此及早诊断和治疗至关重要。

治疗：

（1）1~2 级皮疹可通过保持皮肤清洁和湿润，免受刺激和适当外用激素类软膏

（例如艾洛松、尤卓尔、氟轻松等）来缓解症状。

（2）3~4级的严重皮疹需要在外用激素类软膏的同时，口服抗生素或抗组胺类药物，并根据情况调整或停止抗肿瘤治疗，直至症状改善。

九、肝肾功能损伤

造成肝肾功能损伤的因素有以下5个方面：

（1）化疗药物在杀死癌细胞的同时，也可能对肝肾等重要器官产生一定的毒性。

（2）肝毒性表现为乏力、恶心、厌食，有时可有全身黄疸，严重者可发生肝大、肝区疼痛、腹水。

（3）大多数引起的肝功能损伤是一过性，停药及护肝治疗后可迅速恢复。

（4）顺铂的肾毒性最为突出，大剂量顺铂对肾小管的损伤更明显，严重者可导致急性肾功能衰竭。

（5）异环磷酰胺也可引起肾损害。

治疗：

在癌症化疗过程中，采取一系列措施能有效减轻药物对肝肾的影响，进而提高治疗效果和患者生活质量。首先，多饮水至关重要。喝水能促进药物代谢和排泄，减少药物积聚，降低肾脏损伤。其次，增加蛋白质摄入也十分重要，因为蛋白质有助于肝细胞修复和再生，减轻肝脏负担，促进功能恢复。

除了饮食，合理休息同样必不可少。充足休息能减轻药物负担，有助于身体更好地承受治疗压力。过度劳累会加重肝肾负担，因此应避免过度劳累，确保充足休息。此外，定期检查肝肾功能也十分必要。定期监测肝肾功能能及时发现损害，调整治疗方案。观察尿液颜色也是简单有效的方法，尿液颜色反映肾脏健康状况，发现异常情况应及时就医。

除了身体护理，心理支持同样关键。癌症患者面临巨大心理压力，需得到充分支持，保持积极乐观的态度，应对治疗挑战。最后，遵循医嘱用药至关重要。严格按医嘱用药，不随意更改剂量或时间，注意药物相互作用，避免同时使用其他药物或中草药，以免影响治疗效果。通过这些措施的综合实施，可有效降低药物对肝肾的影响，提高治疗效果，改善生活质量。

十、常见抗肿瘤药物相关预处理

（一）紫杉醇

为了防止发生严重的过敏反应，接受本品治疗的所有患者应事先进行预防用药，通常在用本品治疗之前 6~12h 给予地塞米松 20 mg 口服，或在用本品之前 30~60 min 静脉滴注地塞米松 20 mg；苯海拉明（或其同类药）50 mg，在用紫杉醇之前 30~60 min 静注或深部肌内注射，以及在注射本品之前 30~60 min 给予静脉滴注西咪替丁（300 mg）或雷尼替丁（50 mg）。

（二）多西他赛

多西他赛的推荐剂量为每 3 周 75 mg/m^2 滴注 1h。为减少体液潴留的发生和严重性，减轻过敏反应的严重性，除有禁忌外，所有患者在接受多西他赛治疗前均必须预服药物。此类药物只能包括口服糖皮质激素类，如地塞米松，在多西他赛注射一天前服用，每天 16 mg（例如：每日 2 次，每次 8 mg），持续 3 d。

（三）紫杉醇脂质体

配制于 250~500 mL 的 5% 葡萄糖溶液中，静脉滴注 3 h。为预防紫杉醇可能发生的过敏反应，在使用本品前 30 min，静脉注射地塞米松 5~10 mg；肌内注射苯海拉明 50 mg；静脉注射西咪替丁 300 mg。

（四）培美曲塞

为了减轻毒性，必须指导接受培美曲塞治疗的患者每日口服叶酸制剂或含叶酸的复合维生素（350~1000 μg）。在首次培美曲塞给药前 7 d 中，至少有 5 d 每日必须口服一次叶酸，而且在整个治疗过程中直至培美曲塞末次给药后 21 d 应继续口服叶酸。在培美曲塞首次给药前一周中，患者还必须接受一次维生素 B_{12}（1000 μg）肌内注射，此后每 3 个周期注射一次。在以后的维生素 B_{12} 注射时，可以与培美曲塞安排在同一天。在培美曲塞给药前一天、给药当天和给药后一天进行地塞米松 4 mg 每日两次口服给药，预防用药可以降低皮肤反应的发生率和严重程度。

（五）顺铂

在用顺铂前及 24 h 内患者应充分水化以保证良好的尿排出量并尽量减少肾毒性。水化可以静脉输入 2 L 的 0.9% 氯化钠静脉用输液或葡萄糖盐水，输注在 2 h 以上。在用药前水化的最后 30 min 或水化之后，可通过侧臂滴入 125 mL 的 10% 甘露醇注射液。治疗前水化后，即用顺铂输注（1~2 h），输注时间长至 6~8 h 可减低胃肠及肾毒性。静滴瓶液应予覆盖以避光。静滴后 24 h 内，保持适量的水化及排尿量。建议治疗后继续静脉水化。

（六）门冬酰胺酶

每次注射前须备有抗过敏药物（包括肾上腺素、抗组胺药物、静脉类固醇药物如地塞米松等）及抢救器械。凡首次使用本品或已用过本品但已停药一周或以上的患者，在注射前须做皮试。

（七）曲妥珠单抗

首次输注 90min 以上，如首次输注耐受性良好，后续可改为 30min。曲妥珠单抗开始治疗前应进行左室射血分数（LVEF）检测，治疗期间也必须密切监测 LVEF。出现下列情况时，应停止曲妥珠单抗治疗至少 4 周，并每 4 周检测 1 次 LVEF：

（1）LVEF 较治疗前绝对数值下降 ≥ 16%。

（2）LVEF 低于该检测中心正常范围并且 LVEF 较治疗前绝对数值下降 ≥ 10%。

（3）4~8 周内 LVEF 回升至正常范围或 LVEF 较治疗前绝对数值下降 ≤ 15%，可恢复使用曲妥珠单抗。

（4）LVEF 持续下降（>8 周），或者 3 次以上因心脏毒性而停止曲妥珠单抗治疗，应永久停止使用曲妥珠单抗。

（八）西妥昔单抗

在首次滴注本品之前至少 1 h，患者必须接受抗组胺药物和皮质固醇类药物的预防用药。建议在后续治疗中，每次使用本品前都给予患者上述预防用药。

（九）利妥昔单抗

每次滴注利妥昔单抗前应预先使用解热镇痛药［例如扑热息痛（对乙酰氨基酚）］和抗组胺药（例如苯海拉明）。还应该预先使用糖皮质激素，以降低输液反应的发生频率及严重程度。应在开始利妥昔单抗治疗前对所有患者根据《慢性乙型肝炎防治指南》进行乙肝病毒（HBV）的筛查，至少应包括乙肝表面抗原（HBsAg）和乙肝核心抗体（HBcAb）指标，也可通过其他适当的标记物加以补充检测。不应对处于活动性乙肝的患者使用利妥昔单抗进行治疗。对于乙肝病毒血清学检测阳性的患者，在开始接受治疗前应咨询肝病专科医生的意见，同时应对其开展监测并遵循当地医疗标准进行处理，以预防乙肝病毒再激活的发生。

第五节　抗肿瘤治疗疗效评价

肿瘤的治疗效果是医生和患者关注的重要内容，本节就实体肿瘤疗效评价标准 RECIST1.1 版进行相关盘点。

一、基线病灶分类

（一）可测量病灶

1. 肿瘤性病变

在临床检验中，最重要的是确保至少有一个尺寸不小于仪器检测低限的病灶被准确测量。对于直径在 10 mm 以下的病变，可以使用卡尺进行测量。然而，超过 10 mm 的病变则需要进行 CT 扫描（扫描厚度不超过 5 mm）或胸部 X 线检查。若病变尺寸无法用卡尺测量，则被视为不可测量。

2. 恶性淋巴结

CT 扫描中，淋巴结短轴需达 15 mm 才算病理性扩大且可测。在手术前后，重点关注淋巴结短轴长度。所以，CT 扫描评估淋巴结大小，只考虑短轴，15 mm 是病理性扩大的标准。（注：不同于其他可测量病灶用最长轴作为直径，恶性肿瘤淋巴结测量时用最短轴作为直径。）

（二）不可测量的病灶

病理淋巴结小于 10 mm 或短轴 10~15 mm 者视为不可测量的病灶。不可测量的病变包括脑膜疾病、腹水、胸膜或心包积液、炎症乳腺疾病等，无法通过现有影像学技术测量。骨病为不可测量病灶，除软组织部分可采用 CT 或 MRI 评价外，且符合基线时可评价的定义。既往局部治疗病灶为不可测量病灶，除非治疗完成后进展。

在肿瘤评估中，核心在于选择合适的病灶进行测量评估，以全面监测肿瘤状态。病灶分为目标和非目标两类，前者是被选取并测量评估的，后者则是其他未被选取的病灶。尽管目标病灶是焦点，但非目标病灶也有独特价值。它们能提供更全面的肿瘤状态信息，或指示治疗中可能出现的其他问题。

（三）目标病灶

在评估基线目标病灶和测量方法方面，我们采取了一系列明确的规则。首先，我们将所有可测量的病灶都列为基线目标病灶，并且必须准确记录每个病灶的最长直径。对于淋巴结病灶，则应记录其短轴。在基线时，我们将所有目标病灶直径的总和作为评价比较的基础，这有助于确保评估的一致性和准确性。

在病灶变化测量规则方面，我们也有着明确的指引。当病灶融合时，我们测量融合后的肿块，而当目标病灶分裂时，则使用各部分直径的总和。我们还要记录目标病灶变小的情况，如果变小到无法测量的程度，我们将其记录为 0 mm。如果我们认为病灶已经消失，则同样记录为 0 mm。而对于那些尺寸变化不明显的病灶，默认测量值为 5 mm。此外，即使淋巴结缩小至小于正常尺寸（小于 10 mm），我们仍然记录其实际测量结果，以确保尺寸的精确记录。

对于非目标病灶的处理，我们也有着清晰的准则。所有不可测量的疾病都被视为非目标病灶，而那些未被确定为目标病灶的可测量病灶也属于此类。非目标病灶不需要进行详细的测量，但我们用一套明确的评价系统来描述它们的存在和变化情况。对于多发性非目标病灶，在病例报告表上则被简洁地记录为一项，这有助于简化报告的编写和理解。这些准则的明确性和一致性有助于确保病灶评估的准确性和可比性。

二、病灶的测量

（一）测量时机

肿瘤疗效评估有一条基线，治疗后的检查结果要与治疗开始前进行比对，这也就是所有患者住院做治疗之前医生为什么一般会要求做一套全面检查的原因。所有基线评估必须尽可能在接近治疗开始前进行，不能早于 4 周。

（二）方法的选择

对于实体瘤的评估方法是治疗过程中至关重要的一环，为了确保评估的准确性和一致性，有必要采用一致的评估方法。基线和随诊评估时应使用相同的技术和方法，这有助于避免评估结果的偏差，并确保治疗效果能够客观地被观察和记录。一般来说，采用影像学手段进行评估要优于仅依靠临床检查，因为影像学能够提供更直观、客观的数据。

在选择评估方法时，需要考虑病变的位置和性质。对于胸部病变，CT 比 X 射线更为敏感，尤其是在需要对治疗终点进行重要评估时，应优先选择 CT。而在进行病灶大小评估时，CT（层厚 ≤ 5 mm）是目前效果最好且重复性最佳的方法。相比之下，MRI 则更适用于全身扫描。超声检查虽然是一种常见的检查方法，但它依赖于操作者的技术水平，不适用于病灶大小的评估，因此在测量方法上并不可取。

内镜和腹腔镜一般不被用于实体瘤的常规评估，但在需要确认病理学缓解情况时或确定手术切除后是否再发时，它们能够提供有益的信息。此外，肿瘤标志物虽然不能单独用于评估实体瘤的疗效，但在判断患者是否达到完全缓解时，标志物的变化仍然需要符合正常化的标准，如 CA-125（用于卵巢癌）和 PSA（用于前列腺癌）。

在细胞学和组织学检查方面，它们在区分部分缓解和完全缓解时具有重要意义，尤其是在鉴别残留病灶的肿瘤类型时。针对治疗过程中出现的渗出液，尤其是可能导致严重不良后果的情况，需要考虑使用细胞学证实其肿瘤性质，以便更准确地评估疗效的有效性、稳定性或进展性。

三、肿瘤疗效评价

大致分为完全缓解、部分缓解、疾病进展、疾病稳定和病情不明确这 5 种情况。

（一）目标病灶

在评估患者的治疗效果时，医生通常会根据目标病灶的缓解情况来确定治疗方案的有效性。缓解的程度可以分为完全缓解（CR）、部分缓解（PR）、疾病进展（PD）和疾病稳定（SD）4 种情况。

首先是完全缓解（CR），这意味着目标病灶已经完全消失，所有目标结节都缩小至正常大小。这种情况下,需要对所有目标病灶进行评价,以确认病灶的完全消失。完全缓解是治疗效果最佳的情况之一,意味着疾病已经被有效控制,患者的健康状况有望得到全面恢复。

其次是部分缓解(PR),在这种情况下,所有可测量目标病灶的直径总和低于基线的30%以上。此时,医生通常会使用短径来评估目标结节的缩小程度,而对其他目标病灶则使用最长直径进行评估。与完全缓解不同,部分缓解意味着病灶仍然存在,但其大小已经显著减小。同样需要对所有目标病灶进行评价,以确认部分缓解的效果。

接下来是疾病进展(PD),这意味着所有测量的靶病灶直径之和相对增加20%以上,并且直径和的绝对值增加5mm以上。此外,新的病灶也可能被视为疾病的进展。疾病进展是治疗效果不佳的情况,意味着疾病在治疗过程中继续恶化,可能需要重新评估治疗方案。

最后是疾病稳定(SD),这种情况下,靶病灶的减小程度未达到部分缓解的水平,但增加程度也未达到疾病进展的程度,介于两者之间。医生可以使用直径和的最小值作为参考来确定疾病的稳定性。疾病稳定意味着在治疗过程中,病情并未显著恶化,但也没有出现明显的好转。

(二)非目标病灶

在肿瘤治疗评估中,完全缓解(CR)意味着治疗后所有非目标病灶消失,肿瘤标志物水平回归到正常范围,淋巴结大小也恢复正常。而非CR/非进展性疾病(非CR/非PD)则表示非目标病灶持续存在或肿瘤标志物水平高于正常上限。相比之下,进展性疾病(PD)指病灶已有明显进展,通常需要中止治疗,总体肿瘤负荷增加。当目标病灶呈现疾病稳定(SD)或部分缓解(PR)时,非目标病灶的进展相对罕见。不明确则表示未对进展进行测量,或者有一个或多个非目标病灶未被评估,或评估方法与基线不一致。这些指标在评估治疗效果和制订进一步治疗方案时至关重要。

（三）新病灶

出现任何新发且明确的恶性肿瘤病灶都表明疾病进展。如果新病灶不明确，例如由于体积较小，进一步评价会明确病因。如果重复评价明确病灶，那么应在首次评价日期时记录进展。在以前未扫描区发现的病灶被认为是新病灶。

（四）疗效的确认

评估结论为完全缓解（CR）或部分缓解（PR）的患者需要至少4周后再次进行评估，以确认结果的稳定性。对于疾病稳定（SD）的患者，应在指定的时间间隔后进行重复评估，通常间隔为6~8周。对于评估结果为CR但残留病灶体积有所减小而未完全消失的情况，建议进行残留病灶的活检或细针抽吸以深入研究。若未发现疾病，则可以将主观状态记录为CR。对于评估结果为进展的患者，如果病灶可能由于坏死而增大，则应进行病灶的活检或细针抽吸，以明确其状态及进展情况。

第六节 肿瘤患者的随访安排

肿瘤患者的随访是一个关键的管理环节，旨在监测患者的病情、评估治疗效果，以及提供必要的支持和建议。以下是一般性的肿瘤患者随访安排的一些建议，具体情况可能根据患者的病情和治疗方案而有所不同。

一、手术后随访

在手术后的第一周进行首次随访，检查伤口愈合情况，评估患者的一般健康状况。

随后的随访频率应根据手术的复杂性而定，通常在术后的第一个月内逐渐减少。

二、放疗或化疗随访

根据治疗方案，定期进行放疗或化疗的随访，以监测患者的生理指标和药物耐受性。定期进行血液检查、影像学检查，评估治疗效果和副作用。

三、影像学检查

定期进行 CT、MRI、X 射线等影像学检查，以监测肿瘤的生长情况和转移情况。

四、生活质量评估

定期评估患者的生活质量，包括身体状况、心理状态、社交支持等方面，以提供相应的支持和帮助。

五、复发风险评估

针对特定类型的肿瘤，进行定期的复发风险评估，制订相应的预防措施。

六、心理支持

提供心理支持，包括心理医生或心理治疗，帮助患者应对治疗过程中的情绪和心理压力。

七、药物管理和副作用监测

对于正在接受药物治疗的患者，定期监测药物的副作用，调整用药方案以最大限度地减少不适感。

八、定期教育

在每次随访中，向患者提供有关健康维护、饮食、锻炼等方面的信息，帮助他们更好地管理自己的健康。

九、定期报告给患者和家属

向患者和家属清晰地解释治疗进展和下一步计划，回答他们的疑虑和问题。

第二章　常见肿瘤急性症状的处理

第一节　上腔静脉综合征

上腔静脉综合征（SVCS）是上腔静脉阻塞而致的一组症候群。上腔静脉综合征可由原发性或转移性纵隔肿瘤或肺癌引起。据统计，在上腔静脉综合征的患者中，97% 为恶性肿瘤。

上腔静脉为血液自头、颈、上肢及胸部回流到右心的主要静脉通道。上腔静脉壁薄，腔内压低，周围淋巴组织丰富，易受肿瘤侵犯，从而压迫上腔静脉，造成头、颈、胸部及上肢静脉回流受阻，减少静脉回心血量，出现上腔静脉综合征。

一、病因

（一）肺癌

占全部上腔静脉综合征病例的 75%，以右侧肺癌更多见。

（二）恶性淋巴瘤

约占 15% 的病例。

（三）转移瘤

约占 7%，较多见的有胸腺瘤、前列腺癌、乳腺癌、生殖细胞瘤、神经母细胞瘤等。

（四）良性病变

如胸骨后甲状腺肿、心包炎等。

二、临床表现

（1）面、颈、上躯干水肿。

（2）呼吸困难、端坐呼吸、咳嗽、哮喘、哮鸣音、胸腔积液、心包积液。

（3）胸壁及颈部静脉扩张。

（4）结膜水肿、眼睑下垂。

（5）颅内压升高引起头痛、嗜睡、眩晕、惊厥、昏迷

三、诊断

（1）胸部 X 线片可能显示上纵隔增宽，右肺门肿块，气管旁淋巴结肿大，钙化心影扩大。

（2）胸部 CT 及 CT 数字减影静脉造影，可显示梗阻部位，并除外上腔静脉之腔内阻塞。

（3）静脉扫描可显示阻塞部位，及胸部侧支循环情况。

（4）组织学病因诊断通过支气管镜、纵隔镜、CT 或 B 超引导下经皮针吸，或切除淋巴结等采取活检。

四、治疗

上腔静脉综合征的治疗以缓解症状为首要任务，然后考虑解决病因，如缩小肿块、缓解阻塞、恢复正常的静脉回流。

（一）一般处理

患者应卧床，取头高脚低位及给氧，减轻颜面及上部躯体水肿，吸氧可缓解暂

时性呼吸困难。限制钠盐摄入和液体摄入，能使水肿减轻。利尿剂的使用可以减轻阻塞所致的上部水肿，缓解症状，可静脉用速尿（呋塞米）或 20% 甘露醇，效果欠佳可同时配合应用双氢克尿塞（氢氯噻嗪）和安体舒通（氢氯噻嗪）。注意容量的维持，防止血液浓缩。适当的镇静和止痛有助于减轻焦虑和不适。对于严重的呼吸困难、颅压升高应用地塞米松、泼尼松等能抑制炎性反应从而减轻压迫；周围炎症及结缔组织病予以免疫抑制剂治疗；如有血栓形成可用抗凝剂和纤溶药物。症状控制后可针对原发的肿瘤予以放疗、化疗。

（二）放疗

一般上腔静脉综合征的病例，放疗可以收到较满意的疗效。以往有人认为，如一开始就放疗可能因肿瘤细胞在放疗之初发生肿胀，而加重上腔静脉压迫症状。现在都主张一开始就给予放射治疗，且开始就大剂量治疗患者，在 14 d 内可有改善者占 70%，而常规量改善者为 50%。主要根据肿瘤的类型和病程程度决定放射总量。放疗开始的 1~3 d 内可引起肿瘤细胞的肿胀，可在进行放疗前 1~2 d 给予利尿剂，可暂时迅速改善上腔静脉压迫症状，水肿消退，气粗改善，面红、颈粗也见好转，患者可以平卧，也利于放疗的进行。一般待放疗剂量达到预测的 1/2 剂量时，再试行停用利尿剂。一般恶性淋巴瘤的放射治疗效果要比肺癌好。

（三）化疗

恶性淋巴瘤和小细胞肺癌化疗疗效显著。在上腔静脉综合征症状减轻、肿块缩小后再用放疗，可以缩小放疗野，以保护更多的正常肺组织。如果确诊为对化疗敏感的恶性淋巴瘤和小细胞肺癌，即可在冲击化疗后联合化疗。化疗用药时应选用下肢静脉或左上肢静脉。放疗与化疗交替联合应用效果较好。有资料报道，治疗后平均缓解期为 12.2 个月，而单用放疗或化疗缓解期为 6.5 个月。各种类型肿瘤细胞的生物学特征和转移规律不同，对化疗、放疗效应也有所不同。

（四）手术治疗

对于良性病变导致上腔静脉综合征且症状迅速恶化者，可行肿物切除、上腔静脉松解术、上腔静脉成形术等改善上腔静脉阻塞。对于恶性肿瘤侵犯或压迫，症状严重且肿瘤无远处转移，切除后预期生命延长者，可考虑将原发的肿瘤与上腔静脉一同切除，同时视上腔静脉的缺损范围予以自体血管补片、人工血管修补，缺损较大时需建立旁路转流。对于恶性肿瘤侵犯范围大，有远处转移，预期生存时间短者，可予以静脉支架植入或建立旁路血管等姑息治疗，解决患者阻塞造成的颅压增高、面颈部憋胀、呼吸困难等。

五、病例

（一）病例一

1. 患者信息

患者 A，男，53 岁，无诱因颜面部水肿半个月，胸闷 1 周。

2. 临床表现

颜面部中度浮肿，颈粗、软、无抵抗感，颈静脉怒张，气管居中，甲状腺无肿大。CT 提示右肺及纵隔占位，双侧胸腔积液。纤维支气管镜病理检查结果为小细胞肺癌（图 2-1）。

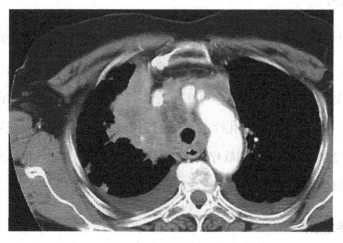

图 2-1 患者 A 的 CT 影像

3. 诊断过程

①小细胞肺癌（广泛期）；②上腔静脉压迫综合征。

4. 治疗方案

下肢输液（股静脉置管），给予 EC（依托泊苷＋卡铂）化疗 2 周后患者颜面部水肿及胸闷较前缓解，后期同步放化疗。

（二）病例二

1. 患者信息

患者 B，男，40 岁，反复胸闷半年，加重半个月，伴干咳。查体：颜面部中度浮肿，颈粗、软、无抵抗感，颈静脉怒张，气管居中，甲状腺无肿大。左肺呼吸音消失，右肺呼吸音正常。CT 提示前纵隔巨大占位，45cm×25cm（图 2-2）。

2. 诊断结果

①纵隔肿瘤；②上腔静脉压迫综合征。

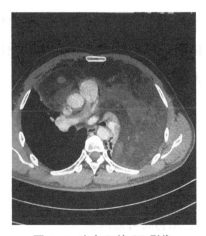

图 2-2　患者 B 的 CT 影像

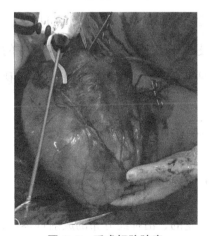

图 2-3　手术切除肿瘤

3. 治疗方案

行手术完整切除（图 2-3），肿瘤大小达 45cm×25cm。患者胸闷等症状缓解。

第二节　脊髓压迫

脊髓位于骨性椎管内，由于椎管狭窄（相对或绝对狭窄）引起脊髓机械性受压造成脊髓功能障碍，临床表现为远端感觉受损，运动和大小便功能障碍的脊髓压迫。

椎管相对狭窄是指骨性椎管本身的管径正常而椎管内因炎症、出血或肿瘤生长，使脊髓存在的空间变小。

椎管绝对狭窄是指构成椎管的骨性和非骨性组织的病变。如骨折、椎间盘脱出、韧肌钙化等造成椎管的管径变小，直接压迫脊髓。

一、病因

导致脊髓压迫最常见的原因是乳腺癌、肺癌、前列腺癌、肾癌。脊髓压迫也可见于肉瘤、多发性骨髓瘤、淋巴瘤中。有超过 3/4 患者的脊髓压迫是由于脊椎骨转移所致。其他相对少见的原因包括：脊椎旁软组织肿块的直接扩散。单纯的硬膜内或是硬膜外病变是不常见的。有 70% 的骨转移病变是溶骨性的，10% 是成骨性的，20% 是二者兼有。超过 85% 的椎骨转移患者累及部位超过一个。

二、临床表现

1. 神经根刺激症状

固定的、沿神经分布的放射性疼痛，咳嗽，用力时可加重。

2. 运动障碍

（1）痉挛性瘫痪：病变压迫脊髓的锥体束，引起病变同侧节段以下肢体肌张力增高、腱反射亢进、病理征阳性等。

（2）弛缓性瘫痪：病变压迫相应节段的前角和前根使肌肉萎缩和腱反射低下。

（3）感觉障碍：病变压迫同侧上行的传导束引起对侧痛、温觉迟钝，该现象称为脊髓半横贯损害（Brown-Sequard综合征）。

（4）植物神经功能障碍：病变晚期压迫双侧锥体束或直接侵犯圆锥，前者常出现尿潴留或便秘，后者常表现大小便失禁，常见于脊髓横贯性损害。

三、诊断

诊断脊髓压迫症的基本步骤如下：首先必须明确脊髓损害是压迫性的还是非压迫性的，其次确定脊髓压迫的部位或节段，进而分析压迫是在脊髓内、髓外硬膜内还是硬膜外病变，以及压迫的程度，最后确定病变性质。

早期的节段性症状对病变的节段定位有重大价值，如根痛、感觉障碍的平面、腱反射改变、肌肉萎缩、棘突压痛及叩痛等，脊髓造影和脊髓MRI也可以帮助定位。如出现呼吸困难、发音低沉，表明病变位于高颈髓（C_1~C_4）；脐孔症阳性可见于T_{10}病变；圆锥病变（S_3~S_5）可出现性功能障碍、大小便失禁或潴留等。一般髓内或髓外硬膜下压迫以肿瘤为最常见；硬膜外压迫，多见于椎间盘突出，常有外伤史；炎性病变一般发病快，伴有发热与其他炎症特征；血肿压迫，常有外伤史，症状、体征进展迅速；转移性肿瘤，起病较快、根痛明显、脊柱骨质常有明显破坏。

（1）脊柱X线片可显示骨折、骨病。

（2）腰椎穿刺压力偏低。

脑脊液动力学检查可有部分或完全梗阻，生化检查蛋白质量增加。

（3）脊髓造影：可显示脊髓受压的部位，病变与脊髓的关系（内、外、硬膜下或硬膜外），即做到定位和定性诊断。

（4）脊髓CT及脊髓造影CT扫描：可准确显示椎管管径除外椎管狭窄，勾画病变的范围及比邻关系，尤其是对椎间盘脱出的诊断更可靠。

（5）脊髓 MRI

除骨性病变以外的病变显示清楚，三维方向了解病变的互相关系，其增强 MRI 对肿瘤的鉴别更为有利。

四、治疗

应及早明确诊断，尽快去除脊髓受压的病因，手术是唯一切实有效的措施。根据病变部位和病变性质决定手术方法，如病变切除术、去椎板减压术及硬脊膜囊切开术等。急性压迫病变力争发病或外伤事件 6 h 内减压；硬膜外转移肿瘤或淋巴瘤者应做放射治疗或化学治疗；髓内肿瘤者应视病灶边界是否清楚予以肿瘤摘除或放射治疗；恶性肿瘤或转移瘤如不能切除，可行椎板减压术，术后配合放化疗治疗。脊髓急性损伤早期应用大剂量甲基强的松龙静脉内注射可改善损伤后脊髓血流和微血管灌注，使脊髓功能得到改善。伤后 8 h 内给药，脊髓功能恢复最明显，伤后 24 h 内给药仍有治疗意义。后期可行按摩、被动运动、主动运动、坐起锻炼等功能训练，以促进脊髓功能的康复，通过对患者功能的重新训练及重建，促进中枢神经系统的代偿功能，从而使患者恢复步行、小大便功能，以及恢复生活自理进而提高生活质量。

五、病例

1. 患者信息

患者男，60 岁，因双下肢麻木、无力，小便困难 1d 入院。患者有右下肺腺癌病史，ALK-D5F3(+)。既往服用靶向药物治疗，自行停药 3 个月，近 1 个月来有背痛史。1d 前无明显诱因出现左下肢无力、麻木，数小时后症状加重，双下肢完全不能行走，伴大小便潴留。

2. 临床表现

神志清，声音嘶哑，双侧额纹及鼻唇沟对称，伸舌居中，双上肢肌力 5 级，肌张力对称适中，双下肢肌力 2 级，肌张力低，双侧胸 6 水平以下痛觉减退，双侧巴宾斯基征阳性。

3. 初步诊断

①肺腺癌骨转移Ⅳ期；②脊髓压迫症

4. 治疗

患者入院后，拒绝外科手术，给予糖皮质激素治疗加维生素，脊柱旁肿块姑息放疗，每次 300cGy/ 共 33Gy/11 次 /15d，并给予阿来替尼口服靶向治疗。患者双下肢无力症状及尿潴留改善。一年后复查 CT 与之前 CT（图 2-4、图 2-5）对比，评效 PR。

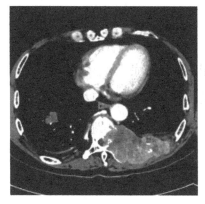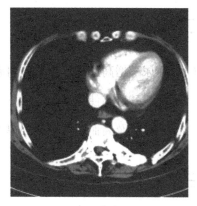

图 2-4　治疗前 CT　　　　　　图 2-5　治疗后 CT

第三节　急性肿瘤溶解综合征

肿瘤溶解综合征（TLS）是一种威胁生命的疾病，可发生于大多数恶性肿瘤患者，尤其是对化疗敏感的恶性肿瘤患者。尽管它可以是自发性的（占 TLS 病例的1/3），但更多见于抗癌治疗后。

一、病因

TLS 的发生主要源于恶性肿瘤细胞的快速破坏（一些对化疗药较为敏感的肿瘤如急性白血病、淋巴瘤等），肿瘤细胞的内容物（离子，蛋白质及代谢产物）释放到细胞外。肿瘤细胞内含有高浓度的钾、钙、磷酸盐和脱氧核糖核酸（DNA），在细胞被破坏之后释放到细胞外间隙，从而引起高钾血症、高磷血症，以及继发的低钙血症。DNA 分解代谢导致腺苷和鸟苷的释放，它们被转化为黄嘌呤，随后代谢成尿酸。当肾清除率不足以处理该代谢产物释放时，就会发生 TLS。上述代谢失衡可导致急性肾损伤（AKI）的发生发展，从而进一步降低代谢物的清除率，使 TLS 的症状加重并引起严重后果。

二、临床表现

（1）血尿酸增高造成肾损害，引起少尿及氮质血症。

（2）血磷酸升高使血清游离钙下降，低钙血症可引起手足搐搦。

（3）低血钙及高血钾可造成心律失常，低血压，甚至心跳停止。

三、诊断

（1）化疗敏感性肿瘤进行过有效化疗。

（2）血钾、磷酸、尿酸、肌酐、DH 升高，血钙下降。

四、治疗

（一）水化治疗

用生理盐水[3L/（cm² · d）]给细胞外液扩容是 TLS 防治的基石。水化可稀释血液，增加尿量，并保护肾功能，这是积极静脉输液水化治疗的理论基础。然而，在没有明显容量不足的情况下，静脉输液水化治疗可以预防、减轻急性肾损伤的严重程度，或加速肾功能恢复，这一观点尚没有得到可靠的临床数据证实。此外，扩容还会带来液体超负荷的风险，并带来相应的临床后果。对于有慢性心脏或肾脏疾病的老年患者，应密切认真关注病情。碱化尿液治疗的效果不佳，还增加患钙磷肾病的风险，因此不再推荐使用。

（二）利尿

一些专家提倡使用利尿剂，以增加尿量，减少晶体沉着的风险。然而，对于该方法，从来没有进行过专门的研究，利尿剂引起的血流动力学改变还可能会损害这些患者的肾功能。

（三）降低血尿酸

别嘌呤醇是次黄嘌呤的一种结构异构体，它可抑制黄嘌呤转化成尿酸。它是TLS 低 / 中危患者的首选预防药物。可以给予别嘌醇 600mg/d 口服，持续用药 1~2 d，用药在化疗开始之前 24 h 开始。此后可给予别嘌醇每日 300mg 口服。但是对高尿酸血症和已经形成尿酸盐结晶的患者，它不如拉布立酶有效。拉布立酶是一种重组的尿酸氧化酶，它可以把尿酸转化成一种水溶性化合物——尿囊素。拉布立酶不能用于葡萄糖 –6– 磷酸酶缺乏的患者，因为它可引起严重的高铁血红蛋白症和溶血性贫血。拉布立酶可以在 4 h 内有效降低尿酸浓度，但是还没有研究表明它对AKI 的预防、肾替代治疗（RRT）的必要性或死亡率有影响。英国指南推荐拉布立酶的使用剂量为 0.2mg/kg。然而，每次给予 3mg 固定剂量，用药后给予严密监测，已证明其是安全和有效的。英国指南还推荐把拉布立酶用于治疗已确诊的 TLS 患者，同时还推荐用于有高尿酸血症的高危及低危患者的 TLS 预防。另一种氧化酶抑制剂Febuxostat，它的潜在作用还有待研究证实。

（四）肾替代治疗

血清钾 >6mmol/L，肌酐 >88.1mmol（10mg/dL），磷酸 >3.23 mmol/L（10 mg/d），尿酸 >595 mmol/l（10mg/dL），或有容量负荷过度时，应进行肾替代治疗（RRT）。

有关 TLS 进行 RRT 的指征、模式和时机还缺乏相关研究的支持。鉴于肿瘤细胞在持续释放细胞内容物，为了降低高磷血症及高钾血症的反跳，连续性肾替代治疗（CRRT）的选择更优于间断性血液透析治疗。另一方面，常规的血液透析对钾、磷的快速清除优于血液滤过。因此，一些作者已建议，可以在早期行血液透析，紧接着进行 CRRT 或延长血液透析时间。在没有威胁生命的代谢紊乱的情况下，在 TLS 并发 AKI 时，启动 RRT 的最佳时机仍未清楚。

TLS 患者的严密监测有：血钾、钙、磷、尿素、肌酐和尿酸的测定，至少每 6 h 一次。重症医学科医生、肿瘤科医生和血液科医生之间的密切合作也是至关重要的。事实上，在高危患者中，人们应该讨论不同的"破除"策略，例如：在白细胞计数较高的急性髓系白血病中，合理的策略应该是逐步增加化疗或口服羟基脲的剂量，以便在强化化疗前逐渐降低白细胞计数，以避免细胞内容物的大量释放。

五、病例

1. 患者信息

患者李某，男，45 岁，因急性淋巴细胞白血病（ALL）入院接受化疗。化疗前，患者一般情况良好，无明显心脏或肾脏疾病史。

2. 案例经过

（1）化疗前评估：

李某在化疗前进行了全面体检，包括血常规、血生化、心电图等，以评估 TLS 风险。

（2）化疗开始：

化疗开始后，李某的肿瘤细胞迅速被杀死，导致 TLS 风险增加。

（3）TLS 发生：

化疗后第 3d，李某出现少尿、血尿酸增高、血磷酸升高、血钾升高等症状，被诊断为急性肿瘤溶解综合征。

（4）紧急处理：

立即停止化疗，开始水化治疗，使用生理盐水进行扩容，以稀释血液中的细胞内成分，增加尿量，保护肾功能。

（5）药物治疗：

给予别嘌醇600mg/d，口服，以预防尿酸盐结晶形成，降低血尿酸水平。

（6）监测与调整：

密切监测李某的血钾、钙、磷、尿素、肌酐和尿酸水平，每6h一次。

（7）进一步治疗：

由于李某的血钾水平超过6mmol/L，肌酐水平超过88.1mmol/L，磷酸水平超过3.23mmol/L，尿酸水平超过595mmol/L，决定进行肾替代治疗（RRT）。

（8）RRT选择：

考虑到连续性肾替代治疗（CRRT）在降低高磷血症及高钾血症反跳方面的优势，选择CRRT作为RRT模式。

（9）多学科合作：

重症医学科、肿瘤科和血液科医生密切合作，共同制订治疗方案。

（10）预防策略讨论：

考虑到李某的ALL病情，讨论了逐步增加化疗剂量或使用羟基脲的策略，以避免细胞内容物的大量释放。

3. 案例结果

经过上述治疗和多学科团队的紧密合作，李某的TLS症状得到了有效控制，肾功能逐渐恢复，最终安全出院，并继续接受后续的白血病治疗。

4. 案例分析

此案例展示了急性肿瘤溶解综合征的临床诊断和治疗过程，强调了水化治疗、药物治疗、RRT以及多学科合作在TLS管理中的重要性。同时，也指出了在高危患者中，预防策略的制订对于避免TLS的发生至关重要。

第四节 高钙血症

高钙血症是临床常见的内分泌代谢紊乱之一，是指血清离子钙浓度的异常升高。

成人血清钙正常值为 2.25 ~ 2.75 mmol/L，高于 2.75 mmol/L 即为高钙血症（hypercalcemia）。

按血钙升高水平可将高钙血症分为轻、中和重度，轻度高血钙为血总钙值 2.75 ~ 3 mmol/L；中度为 3 ~ 3.5 mmol/L；重度时 >3.5 mmol/L。

当血钙水平 ≥ 3.75 mmol/L 时称为高钙危象，属于内科急症，处理不及时可危及生命。

一、病因

一般根据甲状旁腺激素（PTH）水平高低将高钙血症分为 PTH 依赖型高钙血症和非 PTH 依赖型高钙血症。

（一）PTH 依赖型高钙血症

（1）原发性甲状旁腺功能亢进：PTH 分泌过多，导致骨组织吸收，从而将大量钙释放出来。使血钙增高。

（2）其他：如三发性甲状旁腺功能亢进症，新生儿重症甲状旁腺功能亢进症，锂相关高钙血症等。

（二）非 PTH 依赖型高钙血症

（1）恶性肿瘤：约 20% 的恶性肿瘤（如乳腺、肺、肾、甲状腺、前列腺癌）患者，特别在晚期，可发生高钙血症。这些恶性肿瘤可转移至骨骼，并直接破坏骨组织，将骨钙释放出来，引起高钙血症。此外，有些肿瘤（如上皮细胞样肺癌、肾癌）可以产生甲状旁腺素样物质、前列腺素 E、维生素 D 样固醇及破骨细胞活化因子，使骨组织发生吸收而释放钙。

（2）甲状腺功能亢进：甲状腺素增多，机体代谢活性增高，骨转换速度增快，骨组织吸收也相应增加，导致高钙血症。

（3）肾功能衰竭：在急性肾功能衰竭的少尿期，钙无法随尿排出而沉积在软组织中，这时，低钙血症所引起的甲状旁腺激素增加可产生骨吸收，从而导致高钙血症。在多尿期，沉积在软组织中的钙一下子动员出来，可发生高钙血症。

（4）肢端肥大症：为垂体功能亢进的一种，有肠道钙吸收增加，也可发生高钙血症。

（5）维生素 D 或其他代谢产物服用过多：显著增加钙在肠道内的吸收，从而产生高钙血症。维生素 A 进服过多以及长期石膏制动也可以通过增加骨吸收而产生高钙血症。

（6）噻嗪类利尿药：可使体液排出过多引起低血容量，使肾小管内钙再吸收增加，尿钙排出减少，导致高钙血症。

在高钙血症所有病因当中，最常见的为原发性甲状旁腺功能亢进和恶性肿瘤，占总致病因素的 90% 以上。

二、临床表现

高钙血症临床表现差异很大，可以涉及多个系统，轻者可以无症状，仅常规筛查中发现血钙水平升高，重者可导致昏迷甚至危及生命。

（1）消化系统：厌食、恶心、呕吐、腹胀、便秘等。

（2）泌尿系统：口干、多饮、多尿。双侧尿路结石或肾实质钙盐沉着。常继发尿路感染，反复发作引起肾功能损害。

（3）骨骼系统：骨骼疼痛，椎体压缩、骨骼畸形，易发生病理性骨折。

（4）神经肌肉系统：乏力、倦怠、健忘、注意力不集中和精神疾病。

（5）心血管系统：高血压和各种心律失常（如 Q-T 间期缩短，ST-T 段改变等）。

三、实验室检查

（一）血清钙、磷检查

原发性甲旁亢患者会出现高钙低磷；继发于肾功能衰竭的甲旁亢患者表现为高钙

高磷。

（二）血浆磷酸盐、碱性磷酸酶测定

若血浆磷酸盐水平升高，碱性磷酸酶正常，则可考虑恶性肿瘤、艾迪生氏病及维生素 D 中毒；若碱性磷酸酶增加，可考虑恶性肿瘤、甲状腺功能亢进及肾功能衰竭。

（三）24 h 尿钙 / 尿肌酐

尿钙低是维生素 D 缺乏的表现，也可用于鉴别家族性低尿钙性高钙血症（FHH）。

（四）甲状旁腺激素（PTH）测定

高钙血症能够抑制甲状旁腺激素，所以，如果血钙升高而 PTH 正常或未被抑制（PTH > 20ng/L），则可能为轻度甲状旁腺功能亢进症或家族性低尿钙性高钙血症（FHH）。

若 PTH 测定值低，则需根据需要筛查恶性肿瘤，以及其他少见原因导致的高钙血症，例如甲状腺功能亢进、结节病、维生素 D 中毒、嗜铬细胞瘤、肾上腺皮质功能减退等。

（五）血常规、甲功、肾功能、肿瘤标志物、25－羟维生素 D 检查

维生素 D 缺乏（25-羟维生素 D < 18.13ng/mL）可以导致继发性甲旁亢。

（六）血清白蛋白测定

血清白蛋白的浓度对血总钙有一定影响，粗略估计血清蛋白每增加约 10 g/L，血清钙约增加 0.2 mmol/L，因此测定白蛋白有利于排除白蛋白对血清钙的干扰。校正钙 = 实测钙 +（40- 实测白蛋白）× 0.02，此公式有助于排除假性高钙血症。

（七）胸部、腹部和骨盆影像学检查以除外肿瘤、paget 骨病等：

在怀疑甲状旁腺功能亢进的患者中，除了常规的血液生化检查外，影像学检查同样不可或缺。通过胸部、腹部和骨盆的 X 光片、CT 扫描或核磁共振

（MRI）等多种影像学手段，医生可以全面评估骨骼、软组织以及内脏器官的健康状况，以排除其他潜在的病因如恶性肿瘤或代谢性骨病如 Paget 病。对于高度怀疑甲状旁腺功能亢进的患者，进一步的专门检查如甲状旁腺的超声、CT 和核素扫描更为关键。甲状旁腺超声检查能够明确甲状旁腺的体积、位置以及有无肿大或结节等异常情况；CT 扫描可以提供更加精细的解剖结构信息，尤其是在超声结果不明确时有助于更好地定位病变；而核素扫描则通过放射性同位素标记甲状旁腺组织，帮助识别功能亢进的腺体及其可能存在的异位组织。通过综合以上检查手段，能够为准确诊断甲状旁腺疾病提供坚实的依据。

四、治疗

高钙血症是多种疾病的并发症，治疗上主要针对原发病进行处理。在尚未明确病因时，须积极合理选择个体化治疗。在选择药物和给药剂量、疗程时，需综合发病急缓，血钙水平，药物作用起始时间，预期效果及毒副作用来全面考虑。

血钙浓度高于 3.5mmol/L 时，称为高钙危象，此时不管有无症状必须紧急处理降低血钙，减少并发症，为原发病的病因寻找及治疗争取机会。

（一）扩容、增加尿钙排泄

处方一：

0.9% 氯化钠注射液 2000mL，iv，drip，st。

处方二：

速尿（呋塞米）40 mg，iv，q，6h。

用药说明：

（1）每日补充生理盐水 3000 ～ 4000 mL 可纠正脱水及增加尿钙排泄。

（2）心肾功能异常的患者补液需谨慎。

（3）液体量补足之后再开始应用速尿剂，否则会有循环衰竭的风险。

（4）注意监测电解质，合并低血钾者应同时补充钾盐。

（5）理论上速尿剂可促进尿钙排泄，但最近的研究显示高钙血症患者应用祥利尿剂的效果有限或无证据。

（6）噻嗪类利尿剂可增加肾小管对钙的重吸收使血钙升高，严重高血钙者应禁用。

以 200~300 mL/h 的初始速度静脉输注等张盐水以扩充血容量，然后调整输液速度，使尿量维持在 100~150 mL/h。如果患者不存在肾衰竭或心力衰竭，不推荐使用祥利尿剂直接增加钙排泄，因为该治疗可能引起并发症，并且有其他抑制骨吸收（骨吸收是高钙血症的主要原因）的药物可供选择。

（二）双膦酸盐

处方一：

0.9% 氯化钠注射液 100 mL，iv，drip，st。

唑来膦酸 4 mg，iv，drip，st（持续 15 min 以上）。

处方二：

0.9% 氯化钠注射液 500 mL，iv，drip，st。

帕米二膦酸盐 60 mg，iv，drip，st（持续 2h 以上）。

用药说明：

一旦明确诊断，应尽早应用。双膦酸盐起效需 2~4 d，达到最大效果需 4~7 d，效果可持续 1~3 周。头对头的对照研究显示，无论在有效性还是持续时间方面，唑来膦酸均优于帕米膦酸二钠。必要时，唑来膦酸（8 mg）可重复使用以控制高钙血症。最常见的副作用是短暂性发热和肌肉疼痛，可提前使用非甾体消炎镇痛药物预处理。

（三）降钙素

处方：

鲑鱼降钙素 200 U，im，q，6h。

用药说明：

（1）鲑鱼降钙素可抑制骨的重吸收，促进尿钙排泄，从而使血钙降低。

（2）鲑鱼降钙素剂量为 2~8 U/kg，每 6 h 肌注或皮下注射 1 次，6 h 内可使血钙降低 0.25~0.5 mmol/L。

（3）降钙素 2 h 内起效，每 4 ~ 6 h 测定血钙，调整用药剂量。

给药后在几小时后复测血清钙水平。如果观察到血钙降低，说明患者对降钙素敏感，可每 6~12 h 重复给予降钙素（4~8IU/kg）。通常对血钙水平高于 14mg/dL 且有症状的患者使用降钙素，同时给予双膦酸盐类药物。

降钙素的不良反应主要为恶心、呕吐、腹痛、面色潮红、皮疹等，一般均可耐受。

（四）糖皮质激素

可用于治疗由于血液系统恶性肿瘤如淋巴瘤和多发性骨髓瘤导致的高钙血症，也可用于治疗维生素 D 中毒或肉芽肿病导致的血钙升高。对于实性肿瘤或原发性甲旁亢所致的高钙血症无效。泼尼松口服每日 20~40 mg，或氢化可的松 200~300 mg 每日静脉滴注，共用 3~5 d。

对于过量给予或服用维生素 D 或者内源性骨化三醇（是维生素 D 最具活性的代谢产物）生成过多相关的高钙血症，主要（非全部）的原因是膳食钙的吸收增加。骨化三醇生成增加可见于慢性肉芽肿性疾病（如结节病）患者，偶尔也可见于淋巴瘤患者。对于这类患者，糖皮质激素通常可减少肺和淋巴结内活化单个核细胞的骨化三醇生成，从而在 2~5d 内降低血清钙浓度。

（五）地诺单抗

对于唑来膦酸治疗无效的高钙血症患者或因重度肾损害而禁用双膦酸盐类药物的患者，可选择地诺单抗：120mg，皮下给药，一周1次，持续4周，此后一月1次。

（六）透析

用低钙或无钙透析液进行腹膜透析或血液透析降低血钙。少数非常严重的高钙血症患者有必要进行更积极的治疗。对于血清钙浓度为18~20mg/dL（4.5~5mmol/L）且有神经系统症状但循环稳定的患者，或并发肾衰竭的重度高钙血症患者，除上述治疗外，还应考虑血液透析。

五、病例

患者反复胸闷、胸痛不适2月个，加重1周。接检验科危急值报告：血钙4.71mmol/L，如图2-6所示。

TBIL	总胆红素	10.3		0--26	umol/L	化学氧化法
DBIL	直接胆红素	3.30		0--6.84	umol/L	化学氧化法
IBIL	间接胆红素	7.00		1.5--17.5	umol/L	计算法
TP	总蛋白	64.0	↓	65--85	g/L	双缩脲法
ALB	白蛋白	33.3	↓	40--55	g/L	溴甲酚绿法
GLO	球蛋白	30.70		20--40	g/L	计算法
A/G	白/球	1.08	↓	1.2--2.4		计算法
PA	前白蛋白	92.8	↓	200--400	mg/L	免疫比浊法
ALT	丙氨酸氨基转移酶	12.7		9--50	U/L	速率法
AST	天冬氨酸转氨酶	16.6		15--40	U/L	速率法
ALP	碱性磷酸酶	110.3		45--125	U/L	速率法
GGT	γ-谷氨酰转肽酶	70.0	↑	10--60	U/L	速率法
5'N-T	5'-核苷本乡酶	3.1		0.0--11.0	U/L	酶法
TBA	总胆汁酸	0.8		0.0--12.0	umol/L	酶法
CHE	胆碱酯酶	6916.4		5100--11700	U/L	速率法
AFU	α-岩藻糖苷酶	5.2	↓	10--35	U/L	速率法
LPS	脂肪酶	11.40		5.6--51.3	U/L	比色法
CK	肌酸激酶	40.0	↓	50--310	U/L	速率法
LDH	乳酸脱氢酶	470.4	↑	120--250	U/L	速率法

HBDH	a-羟丁酸脱氢酶	401	↑	76--195	U/L	速率法
BUN	尿素	10.82	↑	3.6--9.5	mmol/L	脲酶速率法
CR	肌酐	115.2	↑	57--111	mmol/L	酶法
UA	尿酸	550.9	↑	200--415	mmol/L	脲酶速率法
GLU	葡萄糖	4.47		3.9--6.1	mmol/L	己糖激酶法
K	钾	3.30	↓	3.5--5.3	mmol/L	电极法
Na	钠	142.0		137--147	mmol/L	电极法
Cl	氯	104.40		99--110	mmol/L	电极法
Ca	钙	4.71	↑↑	2.11--2.52	mmol/L	偶氮砷Ⅲ
Mg	镁	0.92		0.75--1.02	mmol/L	二甲苯胺蓝法
P	磷	1.02		0.85--1.51	mmol/L	紫外终点法
CO2	总二氧化碳	22.9		22.0--29.0	mmol/L	酶法
CRP	C反应蛋白	111.2	↑	0--6.0	mg/L	乳胶免疫比浊

图2-6　患者检验科危急值报告

PET/CT示（图2-7所示）：两肺门、纵隔多发结节，考虑可能为肺癌；多发肋骨、椎骨、髂骨骨质破坏，转移瘤可能性大。支气管镜病理：肺腺癌。

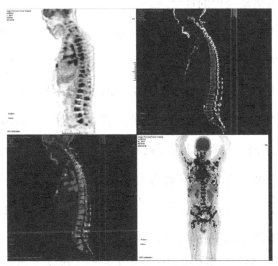

图2-7　PET/CT影像

诊断：①肺腺癌多发纵隔淋巴结、骨转移Ⅳ期；②高钙血症。

处理：给予积极补液、唑来膦酸4mg、鲑鱼降钙素处理2d后血钙恢复正常。后续抗肿瘤治疗。

第三章　癌症疼痛的治疗

第一节　癌痛的基本概念

疼痛是一种伴随现存的或潜在的损伤而引起令人不快的感觉和情绪上的心理感受。由于疼痛是一种主观的感受，因此它的处理既有消除损伤原因的医疗问题又有对复杂的心理、生理活动处理的社会问题。

疼痛有急性和慢性两类。癌痛多指慢性痛，其发病率取决于肿瘤的类型和分期。早、中期癌症患者30%~50%有中度到重度疼痛，而进展期癌症患者中75%伴有疼痛。全世界每年有350万人遭受癌痛折磨。50%~80%的患者未得到有效的止痛治疗。

癌痛患者常伴有心理问题如疲劳、失眠、焦虑、恐惧、抑郁、孤独等。这些导致了患者生活质量的下降。据统计癌痛患者由于疼痛对日常生活、情绪、行走能力、工作、睡眠、社交、生活乐趣等方面的干扰随疼痛程度的增加而加重。WHO 提出的癌痛三阶梯止痛虽在全球广泛推广，且已证实了其安全性、有效性、简单性及可行性，但至今仍未能普及而使癌痛患者全部受益。因此，2001 年第二届亚太地区疼痛控制研讨会进一步呼吁"消除疼痛是基本人权"。因此正确贯彻三阶梯止痛治疗已成为医务人员的当务之急。

一、癌痛发病机制

（1）癌本身进展、浸润引起周围组织、内脏的压迫、缺血、坏死、梗阻、溃疡或骨转移及神经损伤。

（2）手术，放、化疗的毒性引起皮肤、黏膜损伤，脉管炎、纤维化、神经炎等。

（3）感染，尤其是带状疱疹之疼痛。

（4）癌症患者晚期躯体受限致部分肌肉、关节痛，或便秘、褥疮。

二、癌痛处理的重要性

（一）癌痛对患者生活质量的影响

（1）体能的影响：生活和工作能力下降，精神、食欲差，睡眠不安。

（2）心理改变：忧虑、恐惧、抑郁、苦恼、注意力不集中，治病无信心，生活无乐趣。

（3）社交影响：社交活动减少，性功能减退，与亲人及同事疏远，对生活失去信心。

（二）影响癌痛处理的因素

（1）医务人员：①疼痛处理的知识不足；②规章制度导致药品供应不足；③关心药物的副作用及耐受性，担心患者成瘾。

（2）患者：①不愿谈癌痛、担心癌加重，并给他人造成负担；②担心医生不愿治疗；③担心药物的副作用。

因此有必要使医务人员及患者均能掌握癌痛规范的诊疗手段以控制癌痛、提高生活质量。

三、癌痛的诊断程序

癌痛诊断包括癌痛与癌病两方面。癌病包括诊断、分期、并发症及治疗。癌痛诊断程序如下：

（1）病史：包括疼痛部位、性质、特点、强度，疼痛加重与缓解的因素。治疗疼痛对睡眠、饮食、情绪、生活情趣、工作及生活能力、与他人接触的影响。

（2）体格检查除内科常规体检外，强调神经及精神方面的检查。

（3）辅助检查包括疼痛部位及可能涉及部位的B超、X线、CT、核素、MRI及生化、免疫、肿瘤标记物等。

（4）相信患者及家属关于癌痛及其缓解方法的诉说及记录，通过上述调查确定癌症的诊断及扩散范围，从而找出疼痛的器质性原因及心理状态。

四、疼痛的评估

（一）评估原则

（1）倾听与相信患者的主诉，医生应教会患者及家属对疼痛的评估方法。

（2）仔细评估疼痛，通过病史、体检、相关检查了解肿瘤的诊治及发展过程，疼痛的性质、程度，疼痛对生活质量的影响，药物治疗史及伴随症状及体征。

（3）评估每次疼痛的发生、治疗效果及转归。

（二）评估内容

1. 目前疼痛问题的详细病史

（1）疼痛的范围（数目和位置）。

（2）每种疼痛的情况：①程度（0~10）；②局限性或放射性；③起因及随时间变化情况；④时间模式（持续性、间歇性等）及性质（灼痛等）；⑤疼痛加剧及缓解的因素；⑥伴随的神经、血管异常；⑦其他相关因素；⑧疼痛对患者生活的影响程度；⑨目前用药情况（用药时间表、药效、副作用）；⑩以往用药情况（用药时间表、药效、副作用）。

2. 了解疼痛对患者生活质量的影响

（1）对生理方面的影响：功能、体力、运动、食欲、睡眠。

（2）对心理方面的影响：生活乐趣、娱乐、焦虑、抑郁、苦恼、恐惧、精力的集中、自控能力。

（3）对精神方面的影响：情绪、内心痛苦、思想转变、信仰改变。

（4）对社会活动、交往的影响：人际关系、情感、性功能。

3. 肿瘤病史

（1）既往史。

（2）现病史：日期、分期、侵犯部位。

（3）抗肿瘤治疗情况：时间、形式、剂量、药毒性、对每种方案的反应。

（4）目前病情：稳定、好转、恶化。

（5）患者的希望与目标。

4. 医疗史

（1）同时存在的其他疾病

（2）药物及过敏史。

（3）滥用药物史。

（4）其他症状：即厌食、疲劳、镇静或其他精神改变，恶心、呕吐、吞咽困难、呼吸困难，便秘，泌尿及性功能情况，抑郁，口干，口服药物的能力，是否留置中心静脉导管。

5. 个人史及社会情况

（1）背景：年龄、受教育程度、职业、婚姻状况、居住地、宗教信仰、风俗习惯、种族。

（2）现状：器官功能情况、护理人员的健康情况及护理水平、支持系统。

6. 体检

体检是疼痛评估中不可或缺的一部分，它可以帮助医生更全面地了解患者的身体状况和疼痛的来源。体检包括：

（1）生命体征检查：测量患者的体温、脉搏、呼吸频率和血压，这些指标可以反映患者的整体健康状况。

（2）全身检查：评估患者的整体外观，包括皮肤、黏膜、淋巴结等，检查有无异常表现。

（3）神经系统检查：评估患者的神经功能，包括感觉、运动、反射和神经肌肉功能。这有助于识别疼痛是否由神经损伤或压迫引起。

（4）肌肉骨骼系统检查：检查患者的关节活动度、肌肉力量和骨骼结构，以确定疼痛是否与肌肉骨骼问题有关。

（5）腹部检查：通过触诊、叩诊和听诊来评估腹部器官的功能和结构，检查有无肿块、压痛或其他异常。

（6）胸部检查：评估心肺功能，包括心脏的听诊和肺部的叩诊和听诊，以排除心肺疾病引起的疼痛。

（7）头部和颈部检查：检查头部和颈部的器官，包括眼睛、耳朵、鼻子、喉咙和甲状腺，以及颈部的淋巴结和血管。

（8）皮肤检查：评估皮肤的颜色、温度、湿度和有无皮疹、瘀斑或其他皮肤病变。

（9）特殊检查：根据患者的具体情况，可能需要进行一些特殊检查，如关节穿刺、神经传导速度测试等。

（10）功能评估：评估患者的日常生活活动能力，如自理能力、行走能力等，以了解疼痛对患者日常生活的影响。

体检的结果将与病史、体检、相关检查等其他信息结合起来，为医生提供更全面的疼痛评估和诊断依据。

7. 对其他信息的复查

（1）医疗记录，影像学，实验室数据。

（2）了解患者病情的家庭成员、家庭医生或护士的调研。

8. 鉴别诊断

鉴别诊断是疼痛评估过程中的一个关键步骤，它涉及对患者疼痛症状的详细分析，以确定疼痛的可能原因和性质。以下是鉴别诊断中可能包含的主要内容：

（1）症状分析：对患者报告的疼痛症状进行详细分析，包括疼痛的性质（如钝痛、刺痛、烧灼感等）、位置、范围、持续时间、强度、发作模式（如持续性、阵发性、周期性等），以及任何可能的诱因或缓解因素。

（2）病史回顾：回顾患者的既往病史，包括既往疼痛症状、慢性疾病、手术史、药物使用史等，以寻找可能与当前疼痛相关的线索。

（3）体格检查发现：结合体检中发现的异常体征，如局部肿胀、压痛、肌肉紧张、关节活动受限等，进行综合分析。

（4）辅助检查结果：考虑影像学检查（如X线、CT、MRI等）、实验室检查（如血液、尿液分析等）和神经功能检查等辅助检查结果，以帮助确定疼痛的原因。

（5）心理社会因素评估：评估患者的心理状态，包括焦虑、抑郁、压力等情绪因素，以及社会支持系统和生活质量，因为这些因素也可能影响疼痛的感知和表达。

（6）药物相关性评估：考虑患者使用的药物是否可能导致疼痛或加剧疼痛，或是否存在药物不良反应。

（7）肿瘤相关性评估：对于肿瘤患者，评估疼痛是否与肿瘤的生长、转移或治疗相关。

（8）其他疾病相关性评估：考虑其他可能引起疼痛的疾病，如感染、炎症、自身免疫性疾病等。

（9）疼痛模式识别：识别疼痛的模式，如夜间痛、休息痛、活动后痛等，这些模式可能提示特定的疼痛原因。

（10）排除诊断：通过排除法，逐一排除不太可能的疼痛原因，缩小鉴别诊断的范围。

（11）多学科团队讨论：在必要时，与疼痛管理团队中的其他专业人员，如疼痛专家、肿瘤科医生、神经科医生、心理学家等进行讨论，以获得更全面的诊断意见。

鉴别诊断的目的是提供一个准确的疼痛原因，从而为患者制订合适的治疗计划。这一过程需要医生具备丰富的临床经验和对各种疼痛原因的深入理解。

9. 对下一步诊疗的建议

在疼痛评估和鉴别诊断完成后，医生需要根据收集到的信息为患者制订下一步的诊疗计划。以下是制订诊疗建议时可能考虑的要点：

（1）综合评估结果：基于患者的病史、体检、辅助检查结果和鉴别诊断，综合评估患者的疼痛状况。

（2）制订治疗目标：根据患者的具体情况和需求，设定治疗目标，如缓解疼痛、改善功能、提高生活质量等。

（3）药物治疗方案：选择合适的药物进行治疗，包括镇痛药物的选择、剂量、用药时间和频率等。考虑使用非甾体抗炎药、阿片类药物、抗抑郁药、抗惊厥药等。

（4）非药物治疗方法：考虑使用物理治疗、心理治疗、神经阻滞、针灸、按摩等非药物治疗方法，以辅助药物治疗，提高治疗效果。

（5）多学科协作：在必要时，组织多学科团队进行讨论，包括疼痛管理专家、肿瘤科医生、康复医生、心理医生等，共同制订综合治疗方案。

（6）患者教育：教育患者和家属关于疼痛管理的知识，包括疼痛的自我评估、药物的正确使用、副作用的识别和处理等。

（7）生活方式调整：建议患者调整生活方式，如改善饮食习惯、增加适当的体育活动、改善睡眠质量等，以减轻疼痛和改善整体健康状况。

（8）疼痛监测和评估：制订疼痛监测计划，定期评估疼痛的控制情况和治疗效果，及时调整治疗方案。

（9）心理社会支持：为患者提供心理支持，帮助他们应对疼痛带来的心理压力，必要时可引入心理咨询或心理治疗。

（10）疼痛跟踪和记录：鼓励患者记录疼痛日志，包括疼痛的强度、发作时间、持续时间、缓解措施等，以便更好地了解疼痛模式和治疗效果。

（11）预防并发症：针对可能的并发症，如药物依赖、药物耐受性增加等，提前制订预防和干预措施。

（12）定期复查和评估：安排定期的复查和评估，以监控病情的变化和治疗效果，必要时调整治疗计划。

（13）沟通和协调：与患者及其家属保持良好的沟通，确保他们了解治疗计划和预期结果，同时协调不同医疗资源，以提供最佳的医疗服务。

制订诊疗建议是一个动态的过程，需要根据患者的反应和病情变化不断调整和优化。医生应密切关注患者的治疗反应，并与患者和家属保持开放的沟通，共同参与治疗决策。

10. 再评估

再评估是疼痛管理过程中的一个重要环节，它确保患者得到持续的监测和适当地调整治疗计划。以下是再评估时可能考虑的要点：

（1）定期监测：设定再评估的时间表，根据患者的疼痛状况和治疗反应，决定是短期还是长期进行再评估。

（2）疼痛强度和性质的跟踪：持续记录和监测患者的疼痛强度、性质、发作频率和持续时间，以及疼痛对患者日常生活的影响。

（3）治疗效果评估：评估当前治疗方案的疗效，包括疼痛缓解程度、副作用、患者满意度等。

（4）药物剂量和方案的调整：根据治疗效果和副作用，适时调整药物剂量、种类或给药方式。

（5）非药物治疗的评估和调整：评估非药物治疗方法的效果，如物理治疗、心理治疗等，并根据需要进行调整。

（6）患者心理状态的监测：关注患者的心理状态，如焦虑、抑郁等情绪变化，并提供相应的心理支持或治疗。

（7）生活质量的评估：评估疼痛对患者生活质量的影响，包括睡眠、食欲、日常活动能力等。

（8）社会支持系统的评估：评估患者获得的社会支持情况，如家庭、朋友、社区资源等，并提供必要的支持和资源链接。

（9）并发症的监测和预防：监测患者可能出现的并发症，如药物依赖、耐受性增加等，并采取预防措施。

（10）患者教育和自我管理能力的培养：加强患者教育，提高患者的自我管理能力，包括疼痛自我评估、药事管理等。

（11）跨学科团队的协作：确保跨学科团队成员之间的沟通和协作，共同参与患者的再评估和治疗计划的调整。

（12）患者反馈的收集：积极收集患者的反馈，了解患者对治疗的感受和需求，以便更好地调整治疗方案。

（13）医疗记录的更新：及时更新患者的医疗记录，包括疼痛日志、治疗反应、药物使用情况等。

（14）长期管理计划的制定：对于慢性疼痛患者，制订长期的疼痛管理计划，包括定期的再评估、治疗调整和预防措施。

再评估不仅是对当前治疗效果的评估，也是对患者整体健康状况的持续关注。通过再评估，医生可以及时发现问题，调整治疗计划，确保患者获得最佳的疼痛管理效果。

（三）评估方法

1. 数字分级法（NRS）

数字分级法用 0~10 的数字代表不同程度的疼痛，0 为无痛，10 为剧痛。让患者自己圈出一个最能代表疼痛程度的数，如 4~6 为中度疼痛，7~10 为重度疼痛。此方法在国际上较为通用。

2. 根据主诉疼痛的程度分级法（VRS 法）

0 级：无疼痛。

1级（轻度）：有疼痛但可忍受，生活正常，睡眠无干扰。

2级（中度）：疼痛明显，不能忍受，要求服用止痛药，睡眠受干扰。

3级（重度）：疼痛剧烈，不能忍受，需用止痛剂，睡眠受严重干扰，可伴自主神经紊乱或被动体位。

3. 目测模拟法（VAS 划线法）

目测模拟法是一长线（一般长为 10cm），一端代表无痛，另一端代表剧痛，让患者在线上、最能反映自己疼痛程度之处划一交叉线。

由评估者根据患者划十的位置测算其疼痛程度，如将划线垂直即可像体温脉搏一样放在患者体温表上，显示动态的半定量的疼痛程度。

（四）常见癌痛综合征

（1）骨转移多表现为程度不等的钝痛，活动及负重后加重。25% 患者开始可无症状，其并发症为骨折、高血钙和神经、脊髓压迫。多发性骨髓瘤、乳癌、肺癌、肾癌、前列腺癌、甲状腺癌多见，主要转移部位为脊柱、骨盆、股骨及头颅。

（2）硬膜外转移及脊髓压迫一般为中到重度疼痛，如影响神经可有短暂尖锐痛。多为骨转移的并发症。

（3）头颅转移：颅内转移或原发灶可引起头痛及脑神经受侵的一系列症状。

（4）根性疼痛：可由于肿瘤浸润或放疗后纤维化造成，引起肩、背及下肢的剧烈疼痛。颈丛症状多由于颈部肿大淋巴结及头颈癌造成。颈丛症状多见于肺癌、乳癌、淋巴瘤。腰骶丛症状多源于腹及盆腔肿物、结肠、子宫内膜、肾癌、肉瘤及淋巴瘤等，除疼痛外还往往伴有尿失禁、下肢无力、感觉减退等。

（5）周围神经病变肿瘤浸润、放疗后纤维化、神经毒性药物（VCR、PDD、Taxol）化疗、术后组织挛缩等引起。表现为烧灼样、紧缩样痛。同时伴感觉异常无力、麻木、肌萎缩。

（6）腹痛：肿瘤侵犯系膜、脏器及其被膜可引起疼痛，也可放射到肩背、两肋，以钝性压迫痛、胀痛为主，也可发生肠或系膜扭转、梗阻、血栓、出血等。

（7）其他带状疱疹可致神经痛，口腔溃疡、褥疮也可引起疼痛。

（五）治疗癌痛的基本原则——规范化疼痛处理

（1）明确诊断、疼痛原因、性质、部位、影响因素。

（2）评估疼痛强度，让患者和家属参与评估。

（3）权衡治疗手段，提供最理想的止痛策略和方法，要考虑到药物的价格和给药技术的可行性。

（4）尽可能长时间地采用非介入治疗。按阶梯给药、联合给药，绝对不用安慰剂。

（5）根据药品的作用时间，固定给药间隔。PRN给药仅为常规给药的补充。

（6）根据患者的爱好和耐受性，个体化选择药物，个体化滴定药物剂量。

（7）考虑药物对疼痛、躯体症状、心理、社会、精神、文化因素的影响。配合使用辅助用药。

（8）疼痛可发生在肿瘤的发生、治疗或进展各阶段，故随时要注意疼痛发生的机制和再评估。对治疗的效果定期进行评估以有效地调整药物剂量。

（六）癌痛的综合治疗

1. 抗肿瘤治疗

放、化疗敏感的肿瘤经抗肿瘤治疗，其浸润或转移引起的癌痛可明显缓解、消失。

2. 姑息性放疗及核素治疗

35%接受放疗者为姑息治疗，其中骨转移的放疗止痛率为95%。核素 ^{133} S m-EDTMP 及 80Y-EDTMP 用于骨转移患者，90% 能达到止痛目的。但必须是同位素骨显像示明显浓聚者。

3. 药物治疗

WHO提出癌痛药物治疗的5个必要的概念：力争口服给药；方便易行；按时给药，不要等痛后给药；按三阶梯原则给药，用药个体化，不要统一剂量，以控制疼痛为目的；严密观察每一细节。

（1）给药途径

①口服：简便、易行、有效。

②直肠给药：适于严重呕吐或口服困难者。

③皮下、肌肉给药：不能口服及直肠给药者。

④静脉给药：要求迅速止痛者。

⑤硬膜外或椎管给药：微量药物达到止痛效果但需特殊技术。患者自控给药，特殊装置置入患者静脉，患者自行控制电钮注入药物。方便易行但价格昂贵。

（2）三阶梯止痛药物

①第一阶梯多指非甾体类抗炎药（NSAID），该类药物为非处方药且对轻度疼痛有肯定疗效，并可增强第二阶梯及第三阶梯用药的效果，延长对阿片类剂量增加的需求或减少其用量，从而减少中枢神经系统的副作用。但该类药物有"天花板"效应即"封顶效应"，当药物增加到一定剂量后，疼痛仍不能控制时再增加剂量也不会提高疗效而只能增加不良反应。因此当使用一种 NSAID 药物，疼痛得不到缓解时不宜再换用其他 NSAID 类药物（除非是因为副作用而换药），而应直接升到第二阶梯用药。

②第二阶梯为弱阿片类药物，此类处方方便，比吗啡更易被患者接受。首次使用弱阿片类药物加 NSAID 可产生良好的止疼效果，因而产生不少复方制剂。阿片类药物的安全使用剂量往往被有封顶效应的复合剂（其他 NSAID 药物）剂量所限。故当疼痛不再能控制时应选用第三阶梯用药。

③第三阶梯为强阿片类药物。代表药物有吗啡（包括多种剂型）、氢吗啡酮，还包括芬太尼透皮贴剂、美沙酮、哌替啶、羟考酮等。

根据患者疼痛的轻、中、重不等的程度分别选择第一、第二及第三阶梯的不同止痛药物。第一阶梯用药是以阿司匹林为代表的非阿片类药物。第二阶梯用药是以可待因为代表的弱阿片类药物。第三阶梯用药是以吗啡为代表的强阿片类药物。非阿片类药物可增强阿片类药物的效果，针对疼痛性质在各阶梯均可加辅助用药。

（七）非药物治疗

（1）心理治疗：包括教育、指导、松弛、分散注意力、暗示、幻想等。

（2）生物反馈：是一种技术，通过专门设备做到内脏反应的随意控制。

（3）刺激疗法：如冷、热、按摩、针灸及电刺激。

（4）侵入性治疗：如神经阻断、松解神经术等，尽量少用，必须在临床不宜做姑息治疗、药物治疗等其他疗法时才考虑。

（八）病例

1. 患者信息

患者张先生，62岁，男性，被诊断为晚期非小细胞肺癌，多发性骨转移。

2. 病史

张先生在确诊晚期非小细胞肺癌后，经历了多次化疗，但病情进展迅速，出现了多发性骨转移，导致严重的癌痛。疼痛严重影响了他的日常生活和睡眠质量。

3. 治疗方案

（1）抗肿瘤治疗

考虑到张先生的肿瘤对化疗有一定的敏感性，医生决定继续进行化疗，以控制肿瘤的生长和转移，从而减轻疼痛。

（2）姑息性放疗

针对骨转移部位，医生安排了姑息性放疗，以期达到止痛效果。放疗计划针对疼痛最严重的部位进行，以期快速缓解疼痛。

（3）药物治疗

根据 WHO 的癌痛药物治疗原则，医生为张先生制订了个性化的药物治疗计划：

第一阶梯：使用非甾体类抗炎药（NSAID），如阿司匹林，以控制轻度疼痛。

第二阶梯：随着疼痛加剧，逐渐增加弱阿片类药物，如可待因，与 NSAID 联合使用。

第三阶梯：在疼痛无法通过第二阶梯控制时，使用强阿片类药物，如吗啡，以提供更强的止痛效果。

（4）非药物治疗：

心理治疗：提供心理支持和教育，教授张先生疼痛管理技巧，如放松训练和分散注意力的方法。

生物反馈：利用生物反馈技术帮助张先生学会控制疼痛相关的生理反应。

刺激疗法：采用物理治疗，如热敷和冷敷，以及针灸，以辅助药物治疗，减轻疼痛。

侵入性治疗：作为最后的手段，如果其他治疗方法效果不佳，考虑神经阻断或松解神经术。

4.治疗结果

经过综合治疗，张华先生的疼痛得到了有效控制，他的生活质量有了显著提高，能够更好地参与日常活动和家庭生活。医生和护理团队继续监测他的疼痛状况和治疗反应，以确保疼痛管理的持续性和有效性。

5.总结

此案例展示了综合治疗在癌痛管理中的重要性，通过多模式的治疗手段，可以有效提高患者的生活质量。

第二节　止痛药物治疗副反应及相关处理

癌痛作为肿瘤常见的伴随症状，是抗肿瘤治疗中相当棘手且容易被忽视的情况，且癌痛得不到有效控制将加速肿瘤的发展。因此，积极预防、治疗癌痛，是抗肿瘤治疗的重中之重。

但对于癌痛患者，镇痛治疗导致的不良反应有时会降低患者的生活质量，甚至危及生命。为此，本节就常见癌症镇痛药物导致的不良反应，以及对应的预防和处理方式进行分享。

一、非甾体类抗炎药物不良反应的预防和处理

不良反应：消化道出血、溃疡。

增加消化道出血的可能性，加重消化道溃疡。对于具有消化性溃疡病史、酗酒史或者器官功能障碍（如肝功能障碍）的老年患者而言，更加需要注意。

（1）联用米索前列醇或者质子泵抑制剂，预防消化性溃疡或者改用选择性环氧化酶 –2 抑制剂。

（2）有心血管疾病的患者尽量避免和阿司匹林联用。

二、阿片类药物不良反应的预防和处理

（一）便秘

（1）在阿片类药物使用过程中，可联合使用泻药（渗透性泻药或者刺激性泻药）以预防便秘的发生，注意阿片类药物剂量增加后也要适度增加泻药的剂量。

（2）若患者的便秘情况加重，在排除肠梗阻等其他原因导致的便秘后，可根据患者需要滴定泻药，使者 1~2 d 非强迫性排便 1 次或者联合辅助用药降低阿片类药物剂量。

（3）如果泻药不足以治疗阿片类药物诱导的便秘，可以联合外周作用的阿片受体拮抗剂用药，如甲基纳曲酮等。

（二）恶心、呕吐

（1）在处理阿片类药物引起的持续性恶心时，增加针对不同作用机制的疗法，比如添加 5– 羟色胺受体拮抗剂、东莨菪碱等药物治疗恶心。

（2）肠梗阻患者推荐使用奥氮平。

（3）糖皮质激素与甲氧氯普胺和昂丹司琼联合使用。

（三）呼吸抑制

临床表现为针尖样瞳孔，呼吸次数减少。呼吸次数减少（<10 次 /min）或者其他呼吸衰竭的临床症状。饮酒、镇静剂和阿片类药物的共用，会增加呼吸抑制与死亡风险。

（1）患者整体症状稳定，给予无创呼吸支持，密切监测患者症状。

（2）患者状态不佳，则选用纳洛酮缓解症状。纳洛酮用生理盐水稀释为 10%（10mL 药液中纳洛酮含量为 1 mL），每 30~60 s 给药 1~2 mL，直到患者症状有所改善。

（3）对于需要接受长期阿片类药物治疗的患者，必要时考虑同时服用纳洛酮以降低风险。

（四）神经毒性

神经毒性包括从过度嗜睡（镇静）到幻觉、谵妄、肌阵挛、癫痫发作和痛觉过敏。

（1）对于产生神经毒性的患者，推荐更换阿片类药物或者减少剂量。

（2）对于产生谵妄并且需要医学介入的患者，考虑利培酮 0.25~0.5 mg，每天 1~2 次。对于帕金森病患者，考虑使用喹硫平。

（3）根据需要使用氟哌啶醇、奥氮平或利培酮等药物或改用其他阿片类药物。

（五）皮肤瘙痒

（1）如果皮肤瘙痒的症状持续，建议转换阿片类药物，或谨慎滴定混合阿片激动剂—拮抗剂（如纳布啡）或类阿片受体拮抗剂（如纳洛酮）。

（2）对于鞘内麻醉患者引起的皮肤瘙痒可以尝试使用昂丹司琼治疗。

（六）痛觉过敏

（1）联合辅助药物或者神经阻滞技术来减少阿片类药物的用量。

（2）联合棕榈酰乙醇酰胺和阿片类药物，制订个体化方案。

（七）免疫抑制

阿片类药物可以通过Toll样受体直接作用于免疫细胞，或者通过下丘脑—垂体—肾上腺轴间接发挥作用，诱导肿瘤微环境中免疫浸润的减少，降低自然杀伤细胞的细胞毒性等。

（1）选择神经阻滞技术等非阿片类依赖的治疗方案。

（2）结合各种阿片类药物特性，选择对免疫系统抑制不强的阿片类药物，如丁丙诺啡、芬太尼贴皮剂等。

（八）内分泌紊乱

其中性腺功能减退是目前公认的不良反应之一，同时阿片类药物的使用可能造成高催乳素血症，造成骨代谢的紊乱。

如果患者出现了肾上腺皮质功能减退和性腺功能减退，推荐停止或减少阿片类药物剂量和采取适当的激素治疗。

（九）药物成瘾

对于患者来说，药物依赖容易造成戒断症状，也容易造成药物滥用甚至中毒出现阿片类药物过量三联征。

（1）对阿片类药物按照法规进行严格管控，定期给药，对患者的药物相关行为进行分层与评估，定期随访，关注患者的异常药物行为。

（2）在药物剂量减少时出现戒断症状，给予纳洛酮解救。

第三节　如何办理"麻卡"

罹患癌症的患者如果又合并有癌痛，可以申办一张特殊的病历本，用于购买止痛药品，俗称麻卡。"麻卡"是指癌痛患者和中重度慢性疼痛患者办理的供应"麻醉类药品"的专用病历，是晚期癌痛患者领取麻醉药品的必要证明之一。其目的是为了有效缓解患者在院外居养期间的疼痛，提高患者的生活质量。

一、 哪类药物需要凭借麻卡才能开？

癌痛患者服用的止痛药基本属于毒麻药品，在医院门诊需要凭借麻卡才能开具，并且必须使用相应的处方，如硫酸吗啡缓释片、盐酸羟考酮缓释片、吗啡、芬太尼等。这些药需使用麻卡。

二、什么时候需要办理麻卡？

住院癌症疼痛患者，由医生给予止痛药片、肌内注射剂等止痛药物，可以有效控制疼痛，患者出院回家后，还需要长期定时服用止痛药，因此在出院时需要办理麻卡。

三、 到哪里办理麻卡？

到哪里办理麻卡，如何办理麻卡手续，这也是患者及家属经常问的问题。麻卡并非所有医院通用，患者只能选择一家医院办理，在哪里办理就在哪里开药。为日后开药、复查便利，建议患者首选离家较近的二级甲等医院及以上医院建卡。

办理麻卡都需要哪些东西？以江西省肿瘤医院为例介绍办理麻卡所需材料。

（1）患者户口簿原件。

（2）患者身份证原件。

（3）家属身份证原件（固定取药人）。

（4）疾病证明书（意见：办理麻卡用，内容包括诊断、疼痛程度、建议使用麻醉药品种类及剂量并加盖医生专用章）。

最近的出院小结：

麻卡办理成功当日即可开始开具相关除痛药物，患者携带癌痛病历及处方在药房领药，并将癌痛病历与处方交到取药窗口。门诊每日回收并妥善保管病历。复诊患者复诊时首先在门诊领取病历，再进行就诊。

大致取药流程图:

取药人携带患者身份证、家属身份证、麻卡、除痛病历→门诊病案科→挂号→医生开药→交费→药房取药→返还除痛病历、取回身份证。

温馨提示:

(1)建卡时间及开药时间为:门诊正常工作日(法定节假日不办理)。

(2)每满3个月患者需来院复查,便于医师及时了解患者病情发展,调整治疗和用药方案。如患者病情进展,超过3个月未能来院就诊者,需患者与经管医生连线微信视频。

(3)使用麻精药品贴剂的患者,再次领药时须将用过的贴剂交回门诊药房。

(4)麻精药品仅供患者镇痛使用,其他一切用作他用或非法持有的行为,都可能导致触犯法律,要承担相应责任。患者不再使用麻精药品时,家属或监护人应及时到医院办理注销手续。多余药品无偿交于门诊药房处理(焚烧)。

(5)如果患者在服用药物后疼痛不能被有效控制,需要增大剂量时,医生会询问增加剂量的原因,家属应该详细说明患者近期服药的具体情况服药后疼痛程度及症状,便于与医生制订新的方案。要避免自行擅自加大阿片类药物的剂量,以免发生呼吸抑制、过度镇静等严重后果。

第四章 肿瘤患者的营养评估

第一节 体格检查和病史采集

在评估肿瘤患者的营养状况时，首先进行全面的体格检查和详细的病史采集是至关重要的。以下是体格检查和病史采集的主要内容。

一、体格检查

（一）体重变化

定期测量患者的体重，记录体重变化情况，包括近期和长期的变化。体重的增减可能反映出患者的营养状态变化。医护人员应当对每次体重测量结果进行记录，并与患者的基准体重进行比较，以便及时发现体重变化的趋势。

（二）身体组成

除了体重外，还需要注意评估患者的肌肉质量和脂肪储量的变化。这可以通过测量皮褶厚度和肌肉围度来评估。肌肉质量的减少和脂肪储量的变化可能是营养不良或疾病进展的指标，因此这些变化应该及时被观察到并记录下来。

（三）水肿和营养性皮肤病变

医护人员需要观察患者皮肤是否存在水肿的状况。水肿可能是营养不良或其他病理状态的表现之一，而营养性皮肤病变，如皮肤干燥、脱屑、易碎等，也可能提示患者的营养状况存在问题。对于发现的异常情况，应及时记录并通知医疗团队。

（四）口腔和牙齿状况

医护人员应当检查患者口腔和牙齿的健康状况。口腔问题如口腔炎症、牙齿蛀牙可能影响患者的饮食摄入和口感，导致进食困难或食欲下降。因此，对于发现的口腔和牙齿问题，需要及时采取相应的措施进行治疗。

（五）消化系统症状

最后，医护人员需要关注患者是否有消化系统症状，如消化不良、恶心、呕吐、腹泻等。这些症状可能会影响患者的饮食摄入和消化吸收，因此应当及时发现并采取相应的措施进行处理。

二、病史采集

（一）食物摄入量

食物摄入量的监测是评估患者健康状况和制订个性化治疗计划的重要组成部分。为了全面了解患者的饮食状况，我们需要详细记录患者日常饮食的种类、数量以及摄入频率。这包括各餐的摄入情况，如早餐、午餐、晚餐和加餐，以及各种饮料、零食和补充品的摄入情况。

在收集这些信息时，我们需要了解患者的饮食习惯，如进食速度、咀嚼程度、进餐环境等，以便发现可能存在的不良饮食习惯或进食障碍。此外，我们还需要了解患者的食物偏好和禁忌，以便为他们提供合适的饮食建议。对于那些患有食物过敏、不耐受或特殊饮食需求的患者，我们需要特别关注他们的饮食摄入情况，以确保他们获得足够的营养，同时避免可能的不良反应。

在了解了患者的饮食情况后，我们可以为他们提供个性化的营养建议，以帮助他们改善饮食习惯、调整饮食结构、控制热量摄入和提高营养素的摄取。这可能包括推荐特定的食物种类、分量和摄入时间，以及提供关于烹饪方法、食物搭配和进食技巧的指导。对于需要特殊饮食的患者，我们还可以为他们提供特殊的食谱和饮食计划，以满足他们的需求和限制。

（二）胃肠道症状

在评估患者的胃肠道症状时，我们需要进行详细的病史询问和体格检查。首先，我们需要仔细询问患者是否有食欲下降、消化不良、吞咽困难等症状。这些症状可能是胃肠道疾病或手术史的体现，如胃溃疡、消化道梗阻等。这些病史可能影响患者的食欲和消化功能。

此外，我们还需要了解患者的排便情况，包括大便的形状、颜色、频率和是否伴有血便或黏液。这些信息有助于我们判断患者是否存在肠道疾病，如炎症性肠病、结肠癌等。

在体格检查中，我们需要观察患者是否存在恶心、呕吐、腹胀、腹泻等胃肠道不适症状。这些症状可能是胃肠道疾病的早期表现，如胃炎、胃肠炎、胆囊炎等。同时，我们还需要关注患者是否出现了消瘦、贫血等营养不良的表现，以评估其正常饮食和营养摄入是否受到影响。

对于存在胃肠道症状的患者，我们可能需要进一步进行相关检查，如胃镜、结肠镜、腹部超声等，以便更准确地诊断病因并制订相应的治疗方案。在治疗过程中，我们需要密切关注患者的症状变化和治疗效果，以便及时调整治疗方案，确保患者获得最佳的治疗效果。

（三）疾病史

在评估患者的营养状况时，了解其疾病史是非常重要的。我们需要详细了解患者的基础疾病、手术史、化疗史、放疗史等，因为这些病史可能影响患者的营养状况和食欲。例如，患有消化道疾病的患者可能会出现吸收不良或消化不良的症状，从而影响其营养摄入；而接受过手术、化疗或放疗的患者可能会因为治疗的副作用而导致食欲减退或恶心呕吐等症状，进而影响其饮食和营养摄入。

此外，我们还需要关注患者是否患有慢性疾病，如糖尿病、高血压、心血管疾病等。这些疾病本身及其治疗情况都可能对患者的营养需求产生重要影响。例如，糖尿病患者需要控制碳水化合物的摄入以维持血糖稳定；高血压患者可能需要限制盐分摄入以降低血压；心血管疾病患者可能需要调整脂肪摄入以改善血脂水平等。因此，在制订个性化的营养建议时，我们需要根据患者的具体情况来调整其饮食结构和营养素摄入。

同时，我们还需要了解患者的药物使用情况。某些药物可能会影响患者的食欲和消化功能，如抗生素可能导致腹泻或恶心呕吐等症状；利尿剂可能导致电解质失衡等。因此，在评估患者的营养状况时，我们需要综合考虑其疾病史、治疗情况和药物使用情况，以便为其提供全面、权威且具有针对性的营养建议。

（四）药物使用

在评估患者的营养状况时，了解其药物使用情况是非常重要的。我们需要关注患者正在使用的药物，特别是那些可能对营养摄入产生影响的药物，如胃肠道道路药物和抗癌药物。这些药物可能会改变患者的食欲、消化功能和营养吸收能力，从而影响其饮食摄入和营养状况。

为了全面了解患者的药物使用情况，我们需要收集关于药物的详细信息，包括药物名称、剂量、频率和用药时长。这些信息有助于我们评估药物对患者营养状况的潜在影响，并为患者提供个性化的营养建议。

此外，我们还需要关注可能存在的药物副作用，特别是对食欲和消化功能的影响。有些药物可能会导致食欲下降、恶心、呕吐等消化系统问题，从而影响患者的饮食摄入和营养吸收。在这种情况下，我们可能需要调整患者的饮食计划，以适应其当前的身体状况和需求。

为了更好地评估药物对患者营养状况的影响，我们可以与患者的主治医生或药师进行沟通，了解他们对药物副作用的看法和建议。他们可能会提供有关如何减轻药物副作用的信息，或者建议调整药物剂量或更换其他药物。

（五）营养补充剂

在评估患者的营养状况时，了解其使用营养补充剂的情况是非常重要的。我们需要询问患者是否正在使用营养补充剂，以及其种类和剂量。这些信息有助于我们评估患者营养摄入的全面性和充足性，并判断其饮食中是否存在某些营养素的不足或过量。

营养补充剂的种类包括维生素、矿物质、蛋白质、脂肪酸等。了解患者所使用的具体补充剂及其剂量，可以帮助我们评估其在满足营养需求方面的效果。此外，我们还需要注意患者是否存在过量补充某些营养素的情况，因为过量摄入某些营养素可能会对健康产生不良影响。

同时，我们还需要关注可能存在的营养补充剂与其他药物的相互作用。某些营养补充剂可能会影响药物的吸收、代谢和排泄，从而影响药物的疗效和安全性。因此，在评估患者的营养状况时，我们需要综合考虑其药物使用情况和营养补充情况，以便为其提供个性化的营养建议和支持。

为了更好地评估患者使用营养补充剂的情况，我们可以要求患者提供所使用补充剂的具体信息，如产品名称、成分、剂量等。此外，我们还可以与患者的主治医生或药师进行沟通，了解他们对患者使用营养补充剂的看法和建议。他们可能会提供有关如何正确使用营养补充剂的信息，或者建议调整剂量或更换其他补充剂。

通过全面的体格检查和详细的病史采集，可以更准确地评估肿瘤患者的营养状况，并为后续的营养干预提供基础。

第三节　实验室检查

实验室检查在肿瘤患者的营养评估中扮演着至关重要的角色，可以提供关于患者营养状况和代谢状态的客观数据。以下是一些常用的实验室检查项目。

一、血液指标

（一）血常规

通过进行血常规检查，可以评估患者的贫血情况。这包括测量血红蛋白水平、红细胞计数和血细胞比容等指标。贫血在肿瘤患者中较为常见，可能是由于肿瘤本身造成的慢性炎症、骨髓抑制、营养不良或治疗副作用引起的。血红蛋白水平的降低可能会导致患者出现乏力、疲劳和气促等症状。

（二）电解质和肾功能

电解质和肾功能的评估包括血钠、血钾、肌酐和尿素氮等指标。这些指标可用于评估患者的水电解质平衡和肾功能状况。在肿瘤患者中，特别需要关注这些指标，因为许多肿瘤治疗药物可能会对肾脏造成损害，而且部分患者由于恶液质或营养不良可能存在电解质紊乱的情况。

（三）血糖

血糖水平的评估对于肿瘤患者的管理非常重要。肿瘤患者常常伴随着代谢变化，导致血糖水平异常，可能出现高血糖或低血糖的情况。高血糖可能是由于肿瘤本身分泌胰岛素样生长因子、激素分泌异常或免疫系统失调等因素导致的。而低血糖则可能是由于营养不良、胰岛素抵抗、胰岛素分泌不足或抗癌治疗药物引起的。因此，及时监测血糖水平，对于调整治疗方案和预防并发症非常重要。

二、肝功能检查

（一）谷丙转氨酶（ALT）和谷草转氨酶（AST）

ALT 和 AST 是常用于评估肝功能的生化指标。ALT 主要存在于肝脏细胞中，当肝细胞受损时，ALT 释放入血液中的量会增加。AST 也存在于肝脏细胞中，但同时也存在于心肌、肾脏和肌肉组织中，因此 AST 受损不仅反映了肝脏损伤，还可能受到其他因素的影响。通过监测 ALT 和 AST 的水平，可以及时评估肝功能是否受损，从而指导临床治疗和营养支持的方案制订。

（二）总胆红素和碱性磷酸酶（ALP）

总胆红素是胆红素的总量，包括直接胆红素和间接胆红素，其水平可反映肝脏功能和胆道功能的情况。胆红素在肝脏内合成并由胆汁排泄，因此总胆红素水平的升高可能暗示肝脏疾病或胆道梗阻。碱性磷酸酶（ALP）是一种存在于多种组织中的酶，其中包括肝脏、胆道和骨骼组织。ALP 水平的升高可能反映了胆道梗阻、肝胆疾病或骨骼疾病等情况。通过监测总胆红素和 ALP 的水平，可以评估肝功能和胆道功能的情况，及时发现潜在的肝胆系统问题，并采取相应的干预措施。

对肝功能指标的监测有助于及时发现和评估肝脏功能的变化，指导医疗团队调整治疗方案和营养支持计划，以提高患者的治疗效果和生活质量。

三、营养相关指标

（一）白蛋白和前白蛋白

血清白蛋白是评估患者营养状况的重要指标之一，因其长半衰期而被广泛应用。白蛋白的水平反映了肝脏合成能力和蛋白质代谢状况。营养不良时，肝脏会降低白蛋白的合成，导致血清白蛋白水平下降。前白蛋白的测定可以更早地检测到营养不良，因其半衰期较短，更易受到营养状态的影响。前白蛋白的降低可能反映出患者的营养不良情况，有助于及时采取营养干预措施。

（二）总蛋白

总蛋白是评估患者总体蛋白质状况的指标。它包括血浆中的所有蛋白质成分，如白蛋白、球蛋白等。总蛋白水平常用于评估肝功能和营养状态，因为它受多种因素的影响，包括蛋白质摄入量、肝脏合成能力和代谢状态。总蛋白水平的降低可能提示肝功能受损或营养不良。

（三）维生素和微量元素

维生素和微量元素对于维持正常的生理功能和代谢过程至关重要。维生素 D、钙、铁、锌等营养素在肿瘤患者的营养支持中尤为重要。根据患者的病史、临床表现和实验室检查情况，应有针对性地检测这些营养素的水平。例如，维生素 D 在肿瘤患者中常常存在缺乏的情况，而铁和锌的缺乏可能影响造血功能和免疫功能，因此及时补充这些营养素对于维持患者的营养状态和生活质量至关重要。

四、其他指标

（一）C- 反应蛋白（CRP）

C- 反应蛋白是一种急性期蛋白，在机体遭受感染或组织损伤时会显著升高。因此，CRP 常被用于评估患者的炎症水平。在肿瘤患者中，肿瘤本身和相关治疗（如放疗、化疗）可能导致炎症反应的增加，从而使 CRP 水平升高。通过监测 CRP 的水平，可以帮助评估患者的炎症状态和治疗反应，指导临床治疗的调整和营养支持的制订。

（二）甲状腺功能指标

甲状腺功能指标包括甲状腺激素水平等，用于排除甲状腺功能异常引起的代谢紊乱。甲状腺激素对于机体的新陈代谢、能量消耗和蛋白质合成等方面起着重要作用。在肿瘤患者中，甲状腺功能异常可能由于肿瘤本身、放疗或化疗引起的代谢紊乱导致，表现为甲状腺功能亢进或减退等症状。因此，对于肿瘤患者来说，监测甲状腺功能指标的变化是必要的，可以及时发现并纠正代谢紊乱，保障患者的营养状态和治疗效果。

以上实验室检查项目的选择和解读应该结合患者的临床表现、病史以及营养评估工具的结果来综合判断，以便更好地了解肿瘤患者的营养状况，并制订相应的营养干预方案。

第三节　营养评估工具的应用

营养评估工具在肿瘤患者的管理中扮演着重要的角色，它们可以帮助医护人员更系统地评估患者的营养状况，及时发现问题并采取干预措施。以下是一些常用的营养评估工具及其应用。

一、营养风险筛查工具（NRS-2002）

NRS-2002常用于评估患者入院时的营养风险，通过评估患者的营养状态、疾病严重程度和年龄来确定营养风险的程度，并指导后续的营养干预。

二、微型营养评估（Mini Nutritional Assessment）（MNA）

MNA是一种简便、快速的营养评估工具，主要用于评估老年人的营养状况，适用于肿瘤患者中的老年人群体。

三、主观整体营养评估表（Subjective Global Assessment）（SGA）

SGA是一种综合性的主观营养评估工具，结合患者的病史、体格检查和实验室检查结果进行评估，适用于各年龄段的肿瘤患者。

四、营养不良通用筛查工具（Malnutrition Universal Screening Tool）（MUST）

MUST是一种简便易行的营养风险筛查工具，包括3个项目：BMI、体重损失情况和进食情况，可帮助识别患者的营养风险并采取相应干预。

这些营养评估工具具有不同的特点和适用范围，医护人员可以根据患者的具体情况选择合适的工具进行评估。综合利用这些工具可以更全面、客观地评估肿瘤患者的营养状况，为个体化的营养干预提供依据。

第四节 肿瘤患者的营养支持

一、营养支持的适应情况

肿瘤患者的营养支持是基于患者的营养状况、疾病状态和治疗方案的个体化干预。以下是营养支持在肿瘤患者中的适应情况。

（一）营养不良或风险

对于营养不良或潜在营养风险的患者，我们需要采取深入的营养评估来全面了解他们的营养状况。这包括但不限于监测体重变化、评估营养摄入量和营养素水平等方面的数据。这种综合评估有助于确定患者的营养需求和制订个性化的干预计划。

个性化的营养干预计划可能涉及多种措施，以满足患者增加的营养需求。其中之一是调整饮食，可能需要采用高能量、高蛋白的饮食方案，以确保患者获得足够的营养物质。此外，口服营养补充剂也可能被引入，以弥补饮食中可能存在的营养缺乏。对于某些严重情况，若患者无法通过口服摄入足够的营养或存在吸收障碍时，静脉营养支持可能是必要的选择，通过静脉途径向患者输送所需的营养素。

除了营养干预计划外，还应该密切监测患者的营养状况，并根据其反应进行调整。定期评估患者的体重、血液指标和临床症状变化对于了解干预措施的有效性至关重要。此外，与其他医疗专业人员的合作也是必要的，以确保综合治疗方案的成功实施。

（二）手术前后营养支持

对于即将接受手术的肿瘤患者，提前进行营养评估和干预是至关重要的步骤。在手术前，通过对患者的营养状况进行评估和优化，可以有效减少手术的风险并促进术后的恢复。这一过程包括评估患者的营养摄入量、营养素水平以及可能存在的营养不良或风险因素。

针对手术前的营养支持，常见的做法包括制订个性化的饮食计划，以确保患者在手术前获得足够的营养物质。这可能涉及增加蛋白质和能量的摄入，以促进组织修复和免疫功能。此外，建议患者补充特定的营养素或口服营养补充剂，以满足其增加的营养需求。

而在手术后，营养支持的重点则是根据手术类型和患者的具体情况进行调整。例如，对于胃肠道手术的患者，可能需要逐步恢复饮食，并在恢复过程中调整饮食质地，从液体逐渐过渡到半流质或软食。对于一些无法通过口服摄入足够营养的患者，可能需要考虑胃肠外营养支持，例如通过管饲或静脉营养支持来满足其营养需求。

在术后的营养支持过程中，密切监测患者的营养状况和临床表现至关重要。根据患者的反应和恢复情况，及时调整营养支持方案，以确保患者获得最佳的营养支持，促进康复和恢复。同时，与整个医疗团队密切合作，包括营养师、外科医生和护理人员，以确保营养支持方案的全面实施和监督。

（三）放疗和化疗期间

在放疗和化疗期间，肿瘤患者经常会遭受诸多副作用，如食欲不振、恶心呕吐、口腔黏膜炎等，这些不良反应会严重影响其正常的营养摄入和生活质量。因此，在这一阶段，提供有效的营养支持显得尤为重要。

针对这些治疗相关的副作用，需要制订个性化的营养支持方案，以帮助患者克服营养不良的风险。一种常见的做法是通过调整饮食结构，提供易消化的食物和温和的调味料，以减轻患者的消化不良和恶心。此外，可以推荐一些富含高蛋白质、高热量的食物，以确保患者获得足够的营养支持。

在一些严重情况下，患者可能无法通过口服摄入足够的营养物质，这时就需要考虑其他途径的营养支持。营养补充剂是一种常见的选择，可以补充患者所需的营养素，如蛋白质、维生素和矿物质等。对于一些需要更加全面支持的患者，可能需要考虑静脉营养支持，通过静脉途径输送所需的营养物质，确保患者的营养需求得到满足。

此外，还应该密切监测患者的营养状况和治疗相关的副作用，并根据其反应及时调整营养支持方案。通过与营养师、医生和护理人员的密切合作，可以确保患者获得全面的营养支持，并最大限度地减轻不良反应，提高其生活质量和治疗效果。

（四）手术后并发症

在肿瘤手术后可能会出现各种并发症，如吻合口瘘、术后感染等，这些并发症对患者的康复进程构成了严峻的挑战。与手术前相似，这些并发症也可能影响患者的营养摄入和吸收，从而进一步延缓康复进程。因此，为了帮助患者尽快恢复健康，针对不同的并发症，需要采取相应的营养支持措施。

对于出现吻合口瘘等问题的患者，可能会导致饮食摄入受限，增加消化系统的负担。在这种情况下，需要调整饮食结构，提供易于消化的食物，如流质或半流质饮食，以减轻对消化系统的压力。此外，还可以考虑增加蛋白质和能量摄入，以促进组织修复和康复。

而对于术后感染等并发症，患者可能会出现食欲不振、发热等症状，影响正常饮食。在这种情况下，除了采取适当的抗感染治疗外，也需要调整饮食方案，提供易消化、富含营养的食物，以确保患者获得足够的营养支持。同时，可以考虑给予肠外营养支持，通过静脉途径输送营养物质，满足患者的营养需求，帮助其应对术后的身体应激反应。

在处理手术后并发症时，关键是密切监测患者的营养状况和临床表现，并根据其情况及时调整营养支持方案。通过与专业的营养师、医生和护理人员密切合作，可以确保患者获得全面的营养支持，并最大限度地促进其康复和恢复健康。

（五）晚期癌症及末期护理

在晚期癌症或末期护理阶段，患者往往面临着严重的身体和心理挑战。营养不良、消耗代谢增加等问题成为关注焦点，因此，提供适当的终末期营养支持至关重要。这一过程旨在提高患者的生活质量和舒适度，帮助他们度过最后的时光。

在终末期营养支持中，需要考虑患者的整体状况和个人喜好。首先，提供舒适易咽的食物是重要的，这样可以减轻患者的进食困难和不适感。针对消耗代谢增加的情况，可以调整饮食结构，提供高能量、高蛋白的食物，以满足患者的营养需求。此外，也可以考虑给予营养补充剂或静脉营养支持，确保患者获得足够的营养支持，维持体力和免疫功能。

在终末期护理中，除了营养支持外，心理支持和情感关怀同样至关重要。与家庭成员和医护人员共同合作，为患者提供温暖和关怀，帮助他们应对身体和情绪上的挑战。这包括提供心理咨询、情感支持和宗教或灵性护理，以及倾听患者的需求和愿望，尊重其个人选择。

综上所述，肿瘤患者的营养支持的适应情况包括存在营养不良或风险，手术前后、放疗和化疗期间、手术后并发症以及晚期癌症及末期护理。针对不同情况，应采取相应的营养干预措施，以改善患者的营养状况、增强免疫力和提高治疗效果。

二、营养支持方案的选择

（一）胃肠道道路的营养支持

对于肿瘤患者，胃肠道道路的营养支持是首选的方法之一，尤其是在患者仍能够通过口服摄入足够营养的情况下。以下是常用的胃肠道道路营养支持方案。

1. 口服营养补充剂

口服营养补充剂在提供营养支持方面发挥着重要作用，尤其对于肿瘤患者这样的特殊群体而言，其便捷性和高效性备受重视。这些补充剂提供了一种便捷、易于消化和吸收的方式，帮助患者摄入足够的营养，维持身体的正常功能。

口服营养补充剂的种类多样，包括高能高蛋白奶昔、医学营养品、维生素片剂、蛋白质粉末等。这些产品通常被设计成口感良好、易于消化和吸收的形式，从而提供给患者更为舒适的摄入体验。

在选择口服营养补充剂时，需要考虑患者的个体需求和口味偏好。不同患者可能对口服补充剂的接受程度和偏好有所不同，因此在制定营养支持方案时，应考虑患者的个人情况，选择最合适的产品。例如，对于喜欢甜食的患者，可以选择口味较好的奶昔或果味饮料；对于更注重蛋白质摄入的患者，可以考虑高蛋白质奶昔或蛋白质粉末。

此外，口服营养补充剂的使用需要长期坚持，因此患者的接受程度和持续性也是考虑因素之一。在推荐口服营养补充剂时，医疗团队应与患者充分沟通，了解其意愿和需求，从而选择最适合的产品。

2. 饮食调整

饮食调整在肿瘤患者的营养支持中扮演着至关重要的角色。通过调整饮食结构和食物选择，可以满足患者在治疗过程中的营养需求，有助于维持良好的营养状态和免疫功能。

一方面，增加蛋白质摄入量是饮食调整的重要内容之一。蛋白质对于肿瘤患者的康复和治疗至关重要，可以帮助促进组织修复、维持肌肉质量以及增强免疫功能。因此，饮食调整中应包括增加富含高质量蛋白质的食物，如瘦肉、鱼类、家禽、豆类、蛋类、奶制品等，以确保患者摄入足够的蛋白质。

另一方面，增加碳水化合物摄入量也是饮食调整的重要考虑因素之一。碳水化合物是人体的主要能量来源，对于维持体能和活力至关重要。在肿瘤治疗期间，患者可能面临消化吸收障碍和食欲不振等问题，因此需要通过增加碳水化合物的摄入来提供足够的能量。选择复杂碳水化合物，如全谷类、蔬菜、水果等，而非简单碳水化合物，如糖果、甜点等，有助于维持血糖稳定，提供持久的能量。

此外，饮食调整还应确保摄入足够的维生素和矿物质，以维持机体正常功能。维生素和矿物质在肿瘤患者的饮食中起着重要作用，有助于支持免疫系统功能和维持器官健康。通过选择富含维生素和矿物质的食物，如水果、蔬菜、全谷类、坚果等，可以确保患者获得足够的营养支持。

3. 胃肠道营养管道

胃肠道营养管道在肿瘤患者的营养支持中发挥着重要作用，尤其是对于那些由于口腔、食管或胃肠道问题而无法正常进食的患者。通过胃管或肠道插管，营养物质可以直接输送到患者的消化系统中，从而绕过口腔和食管，确保患者获得充足的营养支持。

一种常见的胃肠道营养管道是胃管。胃管插入患者的胃中，可以输送营养液或流质饮食到胃部，为患者提供所需的营养。对于那些无法耐受口服饮食或存在吞咽困难的患者，胃管的使用可以显著改善营养摄入情况，确保患者获得所需的能量和营养素。

另一种胃肠道营养管道是肠道插管，通常是通过插入小肠进行的。肠道插管可以绕过胃部，将营养物质输送到小肠中，从而提供更全面的营养支持。对于那些胃部功能受损或需要更高营养支持的患者，肠道插管可以是一种更为适合的选择。

无论是胃管还是肠道插管，胃肠道营养管道都可以提供持续而全面的营养支持，有助于满足患者的营养需求。通过这种方式，即使患者无法正常进食，也可以确保其获得足够的营养支持，促进康复和治疗效果的提高。

4. 胃肠道肠外营养

胃肠道肠外营养是一种非常重要的营养支持方式，尤其适用于那些由于各种原因无法通过胃肠道摄入或吸收足够营养的患者。在这种情况下，通过胃肠道外持续营养管道输送营养物质是一种可行的选择。这种方法能够直接将营养物质输送到患者的血液循环中，绕过受损的胃肠道，从而确保患者获得全面的营养支持。

通常情况下，胃肠道肠外营养是针对那些存在肠道功能障碍或其他胃肠道问题导致的营养摄入或吸收障碍的患者。这可能包括胃肠道手术后的患者、严重胃肠道疾病患者或其他疾病导致的胃肠道功能受损的患者。对于这些患者来说，通过胃肠道外持续营养管道输送营养物质，可以确保他们获得足够的营养，维持良好的营养状态，促进康复和治疗效果的提高。

胃肠道肠外营养的优点之一是能够提供持续且全面的营养支持，包括蛋白质、碳水化合物、脂肪、维生素和矿物质等，以满足患者的营养需求。此外，通过这种方式输送营养物质可以避免患者因为各种胃肠道问题而引起的饮食困难和营养摄入不足的问题，提高了营养补充的效率和安全性。

三、非胃肠道道路的营养支持

对于部分肿瘤患者，胃肠道道路可能存在功能障碍或不适用的情况，此时需要考虑非胃肠道道路的营养支持方案。以下是常见的非胃肠道道路的营养支持方案。

（一）静脉营养（TPN）

静脉营养（TPN）是一种在无法通过口服或胃肠道摄入足够营养的情况下提供全面营养支持的重要方法。通过中心静脉插管，营养物质如葡萄糖、氨基酸、脂肪乳剂、维生素和矿物质等可以直接输入到血液循环中，绕过胃肠道，确保患者获得所需的营养。TPN 的使用需要专业团队的监测和管理，以确保配方的合适性和患者的安全性。

（二）外周静脉营养（PN）

外周静脉营养（PN）是一种相对较轻的营养支持方式，适用于营养需求不高或不能耐受中心静脉插管的患者。通过外周静脉插管，可以输注营养物质，如葡萄糖、氨基酸等，以满足患者的基本营养需求。尽管外周静脉营养较 TPN 简便，但在使用时仍需密切监测患者的营养状况和静脉通路的情况，确保患者能够安全地接受这种方式的营养支持。

（三）口服营养补充剂

口服营养补充剂作为一种简单易行的方式，对于部分能够进食但摄入不足的患者是一个合适的选择。这些补充剂可以提供额外的营养素，如高蛋白质奶昔、医学营养品等，以弥补患者饮食中的不足。然而，对于需要大量营养支持的患者，口服营养补充剂可能无法满足其需求，此时需要考虑其他更全面的营养支持方案，如静脉营养。

在选择营养支持方案时，应综合考虑患者的营养状态、肿瘤类型和治疗方案等因素，并结合临床实际情况进行个体化的方案选择。定期评估患者的营养状况和治疗效果，并根据需要调整营养支持方案。

四、营养支持的监测与调整

对于肿瘤患者的营养支持，监测和调整是至关重要的环节，可以确保患者获得足够的营养支持，并及时应对营养不良或其他问题。以下是营养支持的监测与调整的关键内容。

（一）监测营养支持效果

1. 体重变化

体重变化是监测营养支持效果的重要指标之一。除了定期测量患者的体重外，还可以记录体重的变化趋势，包括体重的增减和波动情况。通过持续追踪体重变化，可以评估营养支持对患者的影响，及时调整营养干预方案，确保患者的营养需求得到满足，同时避免不必要的体重波动。

2. 营养相关指标

营养相关指标的监测是评估营养支持效果的重要手段之一。这些指标包括血清蛋白、白蛋白、血红蛋白、血常规等营养相关指标。通过定期监测这些指标的变化，可以了解患者的营养状况是否得到改善，及时发现营养不良的迹象，并根据监测结果调整营养支持方案。

3. 临床症状

除了生物学指标外，还需要关注患者的临床症状。包括食欲、消化功能、口腔卫生等方面的变化，以及可能出现的营养不良症状，如体力衰竭、贫血、口腔溃疡等。通过观察和记录这些临床症状的变化，可以更全面地评估营养支持的效果，及时发现并处理潜在的营养问题，提高患者的生活质量和治疗效果。

（二）调整营养支持方案

1. 能量和营养素供给

在调整营养支持方案的能量和营养素供给时，需要综合考虑患者的营养状况、治疗方案以及临床需要。这包括评估患者的能量消耗情况、蛋白质需求量、维生素和矿物质的摄入量等。根据实际情况，可能需要增加或减少能量和营养素的供给量，以满足患者的营养需求，促进康复和治疗效果。

2. 途径选择

途径选择是调整营养支持方案的另一个重要考虑因素。根据患者的胃肠功能和营养需要，可能需要调整营养支持的途径，包括口服、胃肠道管道、静脉营养等。在选择途径时，需要考虑患者的消化吸收功能、胃肠道道路的通畅程度、治疗方案的要求以及患者的个人偏好，以确保营养支持的有效性和安全性。

3. 药物管理

药物管理在调整营养支持方案中起着重要作用。根据患者的用药情况和营养需要，可能需要调整药物管理方案，包括胃肠道道路的药物使用、抗恶心药物的使用以及促食欲药物的使用等。药物管理的合理调整可以帮助减轻治疗相关的不良反应，提高患者的饮食欲望和营养摄入，从而增强营养支持的效果。

4. 营养宣教

营养宣教和指导对于调整营养支持方案至关重要。根据患者和家属的需要，进行针对性的营养宣教，提供合理的饮食建议和营养支持方案，帮助患者更好地理解和接受营养支持。营养宣教可以包括营养需求的解释、饮食调整的建议、适当的饮食计划制订以及营养补充剂的使用方法等，以帮助患者更好地管理自己的营养需求，促进康复和治疗效果。

（三）定期评估营养支持效果

1. 定期复查

定期复查是评估营养支持效果的重要手段之一。定期复查患者的营养相关指标和临床症状有助于全面了解患者的营养状况和治疗效果。在复查时，可以重点关注血清蛋白、白蛋白、血红蛋白等营养相关指标的变化情况，以及患者的食欲、体重变化、消化功能等临床症状。通过定期复查，可以及时发现营养支持方案的不足之处，并及时调整，以提高营养支持的效果和患者的治疗效果。

2. 多学科合作

多学科合作是评估营养支持效果的另一个重要方面。与营养师、医生、护士等多学科团队合作，可以共同评估患者的营养状况和治疗效果，从不同角度全面地了解患者的情况。营养师可以提供专业的营养评估和指导，医生可以根据患者的病情和治疗需要进行调整，护士可以负责营养支持方案的实施和监测。通过多学科合作，可以确保营养支持方案的有效实施，提高患者的治疗效果和生活质量。

通过定期监测营养支持效果，并根据需要调整营养支持方案，可以更好地满足肿瘤患者的营养需求，提高治疗效果和生活质量。

五、肿瘤患者的饮食建议

（一）一般饮食指导

肿瘤患者的饮食对于治疗和康复至关重要。以下是一般饮食指导的建议，包括蛋白质、碳水化合物和脂肪的摄入。

1. 蛋白质摄入

蛋白质在肿瘤患者的饮食中扮演着重要角色，可以帮助维持肌肉质量、促进组织修复和免疫功能。以下是蛋白质摄入的建议。

（1）高质量蛋白

在肿瘤患者的饮食中，高质量蛋白质的选择至关重要。高质量的蛋白质来源包括瘦肉、鱼类、家禽、豆类、蛋类、奶制品等。这些食物不仅提供丰富的蛋白质，还含有多种维生素、矿物质和其他营养素，有助于维持肌肉质量、促进组织修复和免疫功能。鼓励患者在日常饮食中选择这些高质量蛋白质，以满足其营养需求。

（2）分散摄入

为了更好地利用蛋白质，建议将蛋白质摄入分散到每餐中。将蛋白质分散摄入可以提高蛋白质的利用率，有助于促进蛋白质合成和肌肉生长。在每餐中通过摄入适量的蛋白质，可以保持身体的蛋白质平衡，减少蛋白质分解，维持肌肉和组织的健康状态。

（3）口服补充

对于摄入不足或营养不良的患者，口服蛋白质补充剂是一种方便而有效增加蛋白质摄入量的方式。口服蛋白质补充剂可以作为日常饮食的补充，提供额外的蛋白质支持。选择合适的口服蛋白质补充剂，可以根据患者的个体情况和偏好进行调整，确保其能够接受并持续使用，从而达到增加蛋白质摄入的目的。

2. 碳水化合物摄入

碳水化合物是肿瘤患者饮食中的主要能量来源，对于维持体能和活力至关重要。以下是碳水化合物摄入的建议。

（1）选择复杂碳水化合物

在肿瘤患者的饮食中，选择复杂碳水化合物是至关重要的。复杂碳水化合物包括全谷类、蔬菜和水果等，它们富含膳食纤维、维生素和矿物质，有助于提供持久的能量并维持饱腹感。相比之下，简单碳水化合物如糖果、甜点等往往含有高糖分，摄入后会导致血糖急剧升高，但持续时间短，易引起能量波动和血糖波动。因此，鼓励患者在日常饮食中选择复杂碳水化合物，以保持稳定的能量供应，有助于维持体能和精力。

（2）适量摄入

尽管碳水化合物对于肿瘤患者的能量供应至关重要，但摄入量仍需要控制在适量范围内。过多的碳水化合物摄入可能会导致体重增加、血糖波动以及其他代谢问题。因此，建议患者控制碳水化合物的摄入量，根据个体情况和活动水平进行调整。对于一些有肿瘤相关并发症或合并症的患者，如糖尿病或肥胖，更需要注意控制碳水化合物的摄入量，以维持血糖稳定和健康体重。通过适量摄入碳水化合物，可以平衡能量供给，维持身体的健康状态。

3. 脂肪摄入

脂肪在肿瘤患者的饮食中也起着重要作用，但需要注意摄入的类型和量。以下是脂肪摄入的建议。

（1）选择健康脂肪

脂肪在肿瘤患者的饮食中扮演着重要角色，因此建议选择健康脂肪来源。这包括橄榄油、鱼油、坚果和种子等富含不饱和脂肪酸的食物。这些健康脂肪有助于维持心血管健康，提供长效能量，并对细胞膜结构和免疫功能起到重要作用。相比之下，应避免过多摄入饱和脂肪和反式脂肪，这些脂肪主要存在于动物脂肪和加工食品中的植物油中，其摄入过多可能增加患者的心血管疾病风险和炎症水平。

（2）控制摄入量

对于脂肪摄入量的控制，建议患者要根据自身情况进行调整。虽然健康脂肪对身体有益，但过多的摄入仍可能导致体重增加和其他健康问题。因此，需要控制脂肪的摄入量，根据个体的能量需求和身体状况适当调整。同时，鼓励患者选择脂肪含量较低的食物，并采用健康的烹饪方法，如蒸、烤或煮，以减少脂肪的摄入量，保持良好的营养平衡和身体健康。

综上所述，肿瘤患者的饮食建议包括合理摄入蛋白质、碳水化合物和脂肪，选择健康的食物来源，并控制摄入量，以维持良好的营养状态和促进康复。

六、特殊情况下的饮食建议

（一）消化道肿瘤患者

消化道肿瘤患者常常面临着饮食摄入和消化吸收障碍的挑战，因此需要针对性地进行饮食调整。以下是针对消化道肿瘤患者的饮食建议。

1. 小而频的餐食

对于消化道肿瘤患者，采用小而频繁的餐食方式是一种合理的饮食建议。通过分散摄入食物，可以减少单次摄入量，避免大量食物摄入造成胃部不适。这种饮食方式有助于减轻消化系统的负担，促进食物的消化吸收，提高营养利用率。患者可以将每日的食物摄入量分为多个小餐，每次食用量适中，避免消化系统的过度负担。

2. 易消化食物

在选择食物时，建议消化道肿瘤患者优先选择易消化的食物。这些食物包括米饭、面条、土豆、瘦肉等，它们的纤维含量较低，蛋白质和碳水化合物含量较高，易于消化吸收。通过选择易消化的食物，可以减轻消化系统的负担，降低食物残留在胃肠道中的时间，缓解消化不良和胃肠道不适的症状。

3. 避免刺激性食物

消化道肿瘤患者应避免摄入刺激性食物，如辛辣食物、油腻食物、咖啡因和酒精等。这些食物可能会刺激消化道黏膜，引起胃肠道不适和炎症反应，加重患者的症状。因此，在饮食中应尽量避免或减少这些刺激性食物的摄入，以维护消化道的健康状态，减轻不适感和症状的发作。

4. 增加蛋白质摄入

由于消化道肿瘤可能导致蛋白质丢失，建议患者增加摄入高蛋白质食物，如鸡蛋、豆类和奶制品等。蛋白质是维持组织结构和功能的重要营养素，对于肿瘤患者的康复和治疗至关重要。增加蛋白质摄入有助于补充丢失的蛋白质，促进组织修复和免疫功能的恢复，提高患者的营养状况和生活质量。

七、各阶段化疗的饮食调整

化疗期间，患者可能会出现食欲不振、恶心、呕吐等消化系统副作用，因此需要调整饮食以减轻不适。以下是各阶段化疗的饮食调整建议。

（一）化疗前

化疗前的营养准备至关重要，因为化疗会对患者的身体造成一定的压力和负担，而良好的营养状态可以增强患者的耐受性，提高治疗效果。在化疗前，建议患者采取一些措施来保证身体有足够的营养储备，以更好地准备接受治疗。

首先，可以鼓励患者选择一些易于消化的食物。这些食物包括米饭、面条、煮熟的蔬菜和水果等。这些食物不仅易于消化吸收，而且能够为身体提供所需的能量和营养，为接下来的化疗过程做好准备。

其次，营养丰富的食物也是关键。患者可以选择一些富含维生素、矿物质和蛋白质的食物，如新鲜的水果和蔬菜、坚果、瘦肉和鱼类等。这些食物有助于提高身体的免疫力，增强抵抗力，减轻化疗对身体的损害。

另外，清淡的汤类也是很好的选择。清淡的汤类食物不仅易于消化，而且可以为身体提供水分，保持身体的水平衡，有助于减轻化疗前的紧张和焦虑感。

（二）化疗期间

在化疗期间，患者常常会遇到一系列消化系统副作用，例如食欲不振、恶心和呕吐等，这些症状会影响他们的饮食习惯和营养摄入。因此，需要进行相应的饮食调整，以确保患者能够获得足够的营养支持，帮助他们更好地应对治疗过程中的副作用。

首先，建议患者避免大量进食，而是采用小而频繁的餐食方式。这样做有助于减轻胃肠道负担，降低恶心和呕吐的发生率。分散的饮食方式也可以更好地维持血糖水平，提供持续的能量供应。

其次，选择清淡、易消化的食物也是非常重要的。例如，米汤、面条、水果泥、蔬菜汤等食物都是不错的选择。这些食物不仅容易消化，而且能够提供必要的营养，帮助维持身体的健康状态，缓解恶心和呕吐的症状。

此外，还需要避免摄入辛辣食物和刺激性食物，因为这些食物可能会加重消化系统的不适。尽量选择温和的食物，避免对胃肠道产生刺激，有助于减轻不适感并提高饮食的接受性。

（三）化疗后

化疗结束后，患者往往期待着逐渐恢复正常的饮食，但在此过程中仍需要谨慎选择食物，以避免刺激胃肠道，进而减轻可能出现的不适症状。因此，在化疗后的饮食调整中，以下几点建议是值得关注的。

首先，建议患者选择清淡、容易消化的食物。煮蔬菜、煮熟的米饭、清淡的汤类等都是不错的选择。这些食物不仅容易消化，而且相对温和，有助于减轻消化系统的负担，降低出现不适的可能性。

其次，逐渐增加新鲜水果和蔬菜的摄入也是很重要的。这些食物富含维生素、矿物质和纤维，有助于促进身体的康复和恢复，提高免疫力。但需要注意的是，选择容易消化的水果和蔬菜，并避免生吃以减少对胃肠道的刺激。

另外，饮食中应避免摄入油腻、辛辣等容易刺激胃肠道的食物。这些食物可能会引起不适感，甚至加重消化系统的负担，不利于身体的康复和恢复。因此，在饮食上保持清淡和温和是很重要的。

通过合理的饮食调整，患者可以更好地应对化疗后可能出现的消化系统副作用，促进身体的康复和治疗。同时，医疗团队的指导和关怀也对患者的康复过程起着重要的支持作用。

（四）放疗期间的饮食调整

放疗可能会引起口干、食欲不振、味觉改变等不适，因此需要进行相应的饮食调整。以下是放疗期间的饮食调整建议。

1. 保持充足水分

在放疗期间，保持充足的水分摄入对于患者的健康至关重要。放疗可能会导致患者出现口干、脱水等不适症状，因此，我们需要鼓励患者多喝水，以预防这些症状的发生。为了帮助患者更好地维持体内水分平衡，我们可以建议他们选择一些清淡的饮料，如淡盐水、柠檬水或椰子水。

淡盐水可以帮助患者补充因出汗、尿液等途径丢失的电解质，从而维持体内水分和电解质平衡。柠檬水不仅可以为患者提供维生素 C，增强免疫力，还可以帮助消除口腔异味，提高饮水的口感。椰子水则富含矿物质和电解质，有助于维持体内水分平衡，同时其天然的甜味也有助于增加患者的饮水量。

除了选择适当的饮料外，我们还需要教育患者如何正确饮水。建议患者每天定时饮水，每次饮水量不宜过多，以免加重肾脏负担。同时，患者应避免在进食后立即饮水，以免影响消化功能。此外，患者在放疗期间应避免饮用含咖啡因或酒精的饮料，因为这些饮料可能加重脱水症状。

总之，在放疗期间，保持充足的水分摄入对于患者的健康至关重要。我们需要鼓励患者多喝水，并选择适当的饮料来帮助维持体内水分平衡。同时，我们还应该教育患者如何正确饮水，以确保他们在放疗期间能够保持良好的身体状况。通过这些措施，我们可以帮助患者减轻放疗带来的不适感，促进康复过程。

2. 多食蔬果

在放疗期间，患者的身体状况可能会受到一定程度的影响，因此饮食调整显得尤为重要。为了帮助患者更好地应对放疗带来的不适症状，建议增加摄入富含水分和纤维的蔬菜和水果。

首先，富含水分的蔬菜和水果可以为患者提供充足的水分，有助于维持体内水分平衡，预防脱水。例如，西瓜、黄瓜等水分含量较高的食物，可以有效地缓解口干的症状。此外，这些食物还富含维生素和矿物质，有助于提高患者的免疫力，促进康复。

其次，富含纤维的蔬菜和水果有助于促进肠道蠕动，缓解便秘的问题。例如，苹果、梨等水果含有丰富的可溶性纤维，可以增加粪便的体积，软化粪便，从而减轻便秘的症状。同时，这些食物还可以帮助患者维持良好的消化功能，减少胃肠道不适的发生。

在放疗期间，患者的口腔黏膜可能会受到一定程度的损伤，导致吞咽困难、口腔疼痛等症状。此时，可以选择一些口感柔软、易于咀嚼和吞咽的蔬菜和水果，如熟透的香蕉、煮熟的胡萝卜等。这些食物不仅可以提供丰富的营养，还有助于保持口腔湿润，减轻不适感。

总之，在放疗期间，建议患者多食富含水分和纤维的蔬菜和水果，以帮助维持体内水分平衡、促进肠道蠕动、缓解便秘问题。同时，选择口感柔软的蔬菜和水果，有助于减轻口腔不适感。通过合理的饮食调整，我们可以帮助患者更好地应对放疗带来的挑战，促进康复过程。

3. 小而频的餐食

在放疗期间，患者可能会遇到各种消化问题，如恶心、呕吐、胃胀等。为了减轻这些不适症状，采用小而频繁的餐食方式是一个重要的饮食调整建议。这种进食方式有助于分散摄入食物，避免一次性摄入大量食物造成的消化不良和不适感。

每次进食时，可以选择一些清淡易消化的食物，以减轻消化系统的负担。例如，米汤、面条等谷物类食物易于消化，烤蔬菜则提供了丰富的维生素和矿物质。此外，还可以选择一些低脂肪、低纤维的蛋白质来源，如鸡胸肉、鱼肉等，以满足身体对营养的需求。

在进食过程中，患者应避免刺激性食物和油腻食物。辛辣、油炸、烟熏等食物可能加重消化不良的症状，增加胃肠道不适感。同时，过多的油脂摄入也可能加重肝脏和胆囊的负担，影响身体的正常功能。

除了选择合适的食物外，进食环境和心情也对患者的食欲和消化功能有一定影响。在进食时，保持愉悦的心情、舒适的环境以及与家人或朋友的交流，都有助于提高患者的食欲和消化功能。

总之，在放疗期间，采用小而频繁的餐食方式是一个重要的饮食调整建议。通过选择合适的食物、避免刺激性食物和油腻食物，以及保持良好的进食环境和心情，可以减轻消化不适的症状，提高生活质量。这将有助于患者在放疗期间保持充足的营养摄入，促进康复过程。

4. 口腔护理

在放疗期间，由于放射线对口腔黏膜的影响，患者可能会出现口腔不适、口干、口腔溃疡等症状。因此，口腔护理显得尤为重要。为了减轻这些症状并降低感染的风险，患者应定期进行口腔护理，包括刷牙、漱口等基本措施。

首先，患者应每天至少刷牙两次，使用软毛牙刷和温和的牙膏。刷牙时要注意刷洗牙齿的各个面，特别是靠近牙龈的部位。此外，还可以使用牙线或牙间刷来清洁牙缝，以去除食物残渣和细菌。

其次，漱口是口腔护理的另一个重要环节。患者可以选择一些温和的漱口水，如盐水漱口或含氟漱口水。盐水漱口具有消炎、杀菌的作用，有助于减轻口腔炎症；而含氟漱口水则可以强化牙齿，预防蛀牙的发生。在使用漱口水时，患者应按照说明书的建议进行稀释，避免过量使用。

除了刷牙和漱口外，还有一些其他的口腔护理措施可以帮助患者保持口腔健康。例如，可以使用湿润的棉签轻轻擦拭口腔黏膜，以去除附着的细菌和食物残渣；还可以使用抗菌口腔喷雾剂或凝胶来预防口腔感染。

在饮食方面，患者应避免食用辛辣、刺激性强的食物，以免加重口腔不适。同时，多喝水、多食蔬菜水果有助于保持口腔湿润，缓解口干的症状。

总之，在放疗期间，患者应重视口腔护理，通过刷牙、漱口等措施保持口腔清洁和湿润。同时，还可以采取其他辅助措施来预防口腔疾病和感染的发生。良好的口腔护理不仅有助于提高患者的生活质量，还有助于促进康复过程。

综上所述，针对消化道肿瘤患者、各阶段化疗和放疗期间的患者，有针对性地进行饮食调整可以帮助缓解不适。

第五节　饮食宣教与心理支持

饮食宣教和心理支持对肿瘤患者的康复和生活质量至关重要。以下是关于饮食宣教和心理支持的内容。

一、饮食宣教

（一）个性化营养指导

在进行饮食宣教时，个性化营养指导是至关重要的一环。针对每位患者的病情、治疗方案和身体状况，提供个性化的营养指导可以更好地满足其营养需求和健康目标。通过与患者进行沟通和了解，营养师可以制订针对性的饮食计划，包括合适的能量摄入、营养素配比和饮食习惯的调整，以帮助患者维持良好的营养状态和生活质量。

（二）饮食调整技巧

除了提供个性化的营养指导外，还应教导患者一些饮食调整技巧，使其能够根据自身情况进行灵活的饮食调整。这些技巧包括选择易消化食物，如米饭、面条、水果泥等，补充足够的营养素，如蛋白质、维生素和矿物质，以及控制食物摄入量，避免过度负担消化系统。通过教导患者这些实用的饮食调整技巧，可以帮助他们更好地管理饮食，减轻不适感和营养不良的风险。

（三）解决营养问题

在解决患者的营养问题方面，饮食宣教也发挥着重要作用。针对患者可能面临的食欲不振、消化问题、口腔炎症等营养问题，提供相应的营养咨询和建议是必不可少的。通过与患者及其家属的沟通和配合，营养师可以制订针对性的解决方案，如提供易消化的食物、建议口腔护理方法等，帮助患者缓解不适，保持良好的营养状态。

（四）饮食安全指导

最后，在进行饮食宣教时，饮食安全指导也是不可或缺的一环。教导患者如何选择安全的食物，避免食源性疾病的发生，对于维护患者的健康至关重要。通过提供相关的饮食安全知识和指导，如避免食用生食、正确处理和储存食物等，可以帮助患者和他们的家庭成员避免食源性疾病的风险，确保他们的饮食健康和安全。

二、心理支持

（一）情绪管理

情绪管理对肿瘤患者的康复过程至关重要。提供情绪支持和管理技巧，可以帮助患者更好地应对治疗过程中的各种负面情绪，如焦虑、恐惧和抑郁。这包括引导患者学习放松技巧、深呼吸、正向思维等方法，以缓解情绪压力，保持心态平和，有利于身心健康的恢复。

（二）建立支持网络

建立健康的支持网络是患者应对肿瘤治疗过程中心理挑战的重要途径。鼓励患者与家人、朋友、同事以及医疗团队建立紧密联系，分享情感和经历，获得情感支持和理解。这种支持网络可以给患者带来情感上的安慰和鼓励，增强他们的应对能力，促进治疗的顺利进行，加快康复的速度。

（三）生活方式调整

生活方式调整对于肿瘤患者的心理健康同样至关重要。引导患者进行积极的生活方式调整，包括适度运动、保持良好的睡眠质量、培养兴趣爱好等。这些活动可以分散患者的注意力，增加生活乐趣，减轻心理压力，有助于提升心理健康水平，更好地面对治疗过程中的挑战。

（四）心理咨询服务

心理咨询服务为患者提供了专业的心理支持和咨询，帮助他们应对治疗过程中的各种困扰和情绪波动。通过与心理专家的交流，患者可以倾诉内心的烦恼，获得情感上的支持和理解，学习有效的应对策略，增强心理韧性，提高应对疾病挑战的能力。这种综合性的心理支持服务对患者的康复和生活质量都具有积极的促进作用。

通过饮食宣教和心理支持，可以帮助肿瘤患者更好地应对治疗过程中的营养问题和心理压力，提高治疗效果和生活质量。同时，医疗团队和家庭成员的关怀和支持也对患者的康复起着重要作用。

第六节　营养干预的实施

一、营养干预的时间点

营养干预的时间点是指在肿瘤治疗过程中选择合适的时机进行营养干预，最大程度地提高患者的营养状况和治疗效果。以下是营养干预的不同时间点。

（一）诊断前

在诊断前进行营养干预可以帮助患者在治疗开始之前准备好身体。通过营养评估，医疗团队可以识别患者可能存在的营养不良或风险因素，并制订个性化的营养干预计划。这样的早期干预有助于优化患者的营养状态，增强其抵抗力和应对治疗的能力，为接下来的治疗奠定基础。

（二）治疗前

在治疗前进行营养干预是为了最大限度地让患者接受治疗。通过早期干预，可以调整患者的饮食结构，补充可能缺乏的营养，并提供营养支持，以增强患者的体力和免疫力，减轻治疗的不良反应，提高治疗的耐受性和成功率。

（三）治疗期间

在治疗期间进行营养干预是为了在治疗过程中及时应对营养问题。医疗团队会定期监测患者的营养状况和治疗反应，并根据需要调整营养支持方案。这可以包括口服营养补充、胃肠道道路营养支持或静脉营养支持等措施，以确保患者获得足够的营养支持，减轻治疗的副作用，提高治疗的效果。

（四）治疗后

治疗结束后的营养干预是为了促进患者的康复和提高生活质量。即使治疗结束，营养问题仍然需要关注和处理。通过持续的营养评估和监测，医疗团队可以及时发现和解决患者的营养问题，并提供相应的饮食指导和心理支持，帮助患者逐渐恢复正常的饮食习惯和生活方式。

（五）末期护理

晚期癌症患者或需要进行末期护理的患者同样需要营养干预。尽管治疗的目标可能不再是治愈疾病，而是提高生活质量和舒适度，但合适的营养支持仍然可以帮助患者维持体力、减轻症状，并提高生活满意度。因此，在末期护理阶段也需要关注患者的营养状况，并采取适当的营养干预措施。

综上所述，营养干预的时间点应根据患者的病情、治疗方案和个体情况选择合适的时机进行干预，以最大限度地提高患者的营养状况和治疗效果。

二、营养干预的具体方法

（一）蛋白质补充

在肿瘤患者的营养管理中，蛋白质补充具有至关重要的地位。除了提供身体所需的能量外，蛋白质还对维持免疫功能、促进组织修复和维持肌肉质量至关重要。因此，采取合适的蛋白质补充方法对于肿瘤患者的康复和治疗效果至关重要。

一种常见的蛋白质补充方法是口服蛋白质补充剂。对于摄入不足或营养不良的患者而言，口服蛋白质补充剂是一种便捷的途径。这些补充剂可以是高蛋白质的奶昔、营养饮料或蛋白质粉剂等产品。患者可以根据医疗团队的建议，选择适量的补充剂，以补充日常饮食中可能不足的蛋白质需求。

另一个重要的蛋白质补充途径是通过食物来源。医疗团队鼓励患者选择富含蛋白质的食物，这包括瘦肉、鱼类、家禽、豆类、蛋类、奶制品等。通过摄入这些富含蛋白质的食物，患者可以在日常饮食中满足身体对蛋白质的需求，提高免疫功能和促进康复。

此外，将蛋白质摄入分散到每餐中也是一种重要的补充方法。分散摄入蛋白质有助于提高其利用率，确保身体在全天都能获得足够的蛋白质供应。医疗团队鼓励患者在每餐中摄入适量的蛋白质，以满足身体的需要，促进治疗效果和康复进程。

（二）维生素和矿物质补充

维生素和矿物质在肿瘤患者的营养管理中扮演着至关重要的角色。它们不仅对于维持机体的正常功能至关重要，还能够增强免疫系统的功能，帮助身体更好地抵抗疾病和恢复健康。因此，选择合适的维生素和矿物质补充方法对于肿瘤患者的康复至关重要。

一种常见的维生素和矿物质补充方法是口服补充剂。对于存在维生素和矿物质缺乏的患者而言，口服维生素和矿物质补充剂是一种方便有效的补充方式。患者可以根据医疗团队的建议，选择合适的口服补充剂产品和剂量，以补充日常饮食中可能缺乏的维生素和矿物质。

另一个重要的维生素和矿物质补充途径是通过食物来源获取。医疗团队鼓励患者通过饮食摄入获得维生素和矿物质，因为这些食物不仅含有丰富的营养素，还能够提供其他重要的营养成分。这些食物包括水果、蔬菜、全谷类、坚果、种子等。通过摄入这些富含维生素和矿物质的食物，患者可以有效地满足身体对于这些营养素的需求。

此外，在选择食物时，患者应合理搭配，确保摄入多种维生素和矿物质，以满足身体的需要。合理搭配不仅可以提高营养吸收利用率，还可以更好地满足身体各种功能的需要，促进康复和治疗效果。

（三）肠外营养支持的管理

肠外营养支持在肿瘤患者管理中扮演着至关重要的角色，特别是对于那些无法通过口服摄入足够营养的患者。以下是肠外营养支持的管理方法，涵盖了 TPN 的使用、营养液配制以及监测与调整等方面。

首先，胃肠道外持续营养管道（TPN）是一种常用的肠外营养支持方式。对于那些无法通过胃肠道摄入足够营养的患者，TPN 通过中心静脉插管输送营养液，为患者提供全面的营养支持。这种方法能够确保营养成分的充分吸收和利用，从而维持患者的营养状态。

其次，针对每位患者的特殊情况，医疗团队需要合理配制营养液。这包括根据患者的营养需求、病情和临床情况，确定营养液中葡萄糖、氨基酸、脂肪乳剂、维生素和矿物质的含量和比例。精准的配制能够确保患者获得全面和均衡的营养支持，有助于促进康复和治疗效果。

最后，在使用肠外营养支持时，定期监测患者的营养状态和治疗反应是至关重要的。医疗团队应定期评估患者的营养指标，包括体重变化、血液指标、营养相关生化指标等，并根据监测结果调整营养支持方案。这样可以及时发现并解决营养不良的问题，确保患者获得足够的营养支持，提高治疗的效果和患者的生活质量。

综上所述，肠外营养支持的管理涉及选择合适的营养途径、合理配制营养液以及定期监测和调整营养支持方案等方面。通过科学有效的管理，可以最大限度地提高患者的营养状况，促进康复和治疗效果的提升。

（四）营养干预效果的评估

对于肿瘤患者的营养干预效果的评估至关重要，可以帮助医疗团队及时调整营养支持方案，确保患者获得足够的营养支持，提高治疗效果和生活质量。以下是营养干预效果的评估方法。

1. 体重变化

体重变化的监测是评估营养干预效果的重要指标之一。通过定期监测患者的体重变化情况，医疗团队可以更好地了解患者的营养状态和治疗反应，并及时调整营养支持方案，以确保患者获得足够的营养支持，提高治疗效果和生活质量。

体重的稳定或增加通常被视为营养干预效果良好的指标。这意味着患者的营养摄入能够满足其身体的需求，并且可能促进了身体组织的修复和恢复。此外，体重的增加可能还表明患者的食欲和消化功能得到改善，能够更好地吸收营养物质。

相反，体重的下降可能需要进一步调整营养支持方案。体重下降可能表明患者的营养摄入不足或消耗过多，可能导致营养不良和身体机能的下降。因此，医疗团队需要密切监测体重变化，并根据情况及时调整营养支持方案，以确保患者获得足够的营养支持，促进康复和治疗效果的提高。

2. 营养相关指标

营养相关指标的监测对于评估营养干预效果至关重要。这些指标包括血清蛋白、白蛋白、血红蛋白和血常规等，能够反映患者营养状况和身体机能。通过定期监测这些指标，医疗团队可以更准确地了解患者的营养状态的变化情况，评估营养干预的效果。

血清蛋白和白蛋白是评估患者蛋白质状况的重要指标。其水平的提高可能反映了患者蛋白质摄入和利用的改善，有助于维持肌肉质量和免疫功能。同时，血红蛋白和血常规指标反映了患者的贫血程度和全身营养状态。这些指标的改善可能表明患者的贫血得到改善，身体机能得到恢复。

因此，定期监测营养相关指标能够及时发现患者的营养问题，并评估营养干预的效果。指标的改善通常意味着营养干预效果良好，但需要结合患者的临床症状和体征综合评估。医疗团队会根据指标的变化情况，适时调整营养支持方案，以确保患者获得最佳的营养支持和治疗效果。

3. 临床症状

关注患者的临床症状是评估营养干预效果的重要方面。除了体重变化和营养相关指标之外，还应关注患者在日常生活中的各种临床症状，这些症状反映了患者的整体健康状况和生活质量。

其中，食欲是一个重要的指标，因为它直接反映了患者对食物的需求和摄入情况。改善食欲意味着患者对饮食的兴趣增加，能够摄入更多的营养物质，有助于提高营养摄入量和整体营养状态。

另外，消化功能也是需要关注的重要症状之一。对于消化道肿瘤患者，消化问题可能导致食物吸收不良和营养缺乏，因此需要监测患者的消化功能，包括胃肠道的消化吸收情况。改善消化功能可能表明营养干预有效，有助于提高营养物质的利用率。

此外，口腔卫生也是一个重要的关注点。口腔问题如口干、口腔炎症等可能影响患者的进食和营养摄入。通过监测口腔卫生的改善情况，可以间接反映营养干预的效果，因为良好的口腔健康有助于提高食物的摄入和消化。

因此，关注患者的临床症状是评估营养干预效果的重要手段之一。通过定期观察和记录患者的食欲、消化功能和口腔卫生等方面的变化，医疗团队可以更全面地评估营养干预的有效性，并及时调整治疗方案，以提高患者的营养状态和生活质量。

4. 营养摄入量

评估患者的营养摄入量是了解其营养状况和营养干预效果的重要手段之一。通过比较患者实际摄入的营养量与推荐摄入量之间的差异，可以更好地了解营养干预的效果和患者的饮食习惯。

营养摄入量的评估涉及各种营养素的摄入情况，包括蛋白质、碳水化合物、脂肪、维生素和矿物质等。医疗团队可以通过记录患者的饮食日记或使用营养软件来评估其实际摄入的营养量，然后与推荐的营养摄入量进行比较。

在评估营养摄入量时，还需要考虑患者的特殊情况，如年龄、性别、疾病状态和治疗方案等。例如，肿瘤患者可能需要更高水平的蛋白质摄入来支持免疫功能和组织修复，而化疗或放疗可能会影响患者的食欲和消化功能，导致营养摄入量不足。

通过比较实际摄入与推荐摄入量之间的差异，医疗团队可以评估营养干预的效果。如果患者的营养摄入量增加，可能表明营养干预效果良好，患者能够更好地满足身体的营养需求。反之，如果营养摄入量仍然不足，可能需要进一步调整营养支持方案，以确保患者获得足够的营养支持。

因此，定期评估患者的营养摄入量对于监测营养干预效果和调整治疗方案至关重要。通过及时的营养监测和干预，可以提高肿瘤患者的营养状态和生活质量，促进康复和治疗效果的提高。

5. 生活质量评估

生活质量评估在肿瘤患者的营养干预中扮演着至关重要的角色。通过使用标准化的生活质量评估工具，例如欧洲癌症研究与治疗组织（EORTC）制订的 QLQ-C30 问卷，医疗团队能够客观地评估患者在生理、心理和社会方面的生活质量状况。

这些评估工具通常包括多个方面的评估，如患者的身体功能、疾病症状、情绪状态、社交功能等。通过定期使用这些工具进行评估，医疗团队可以了解患者在治疗过程中的整体生活质量状况，并监测随着时间推移的变化趋势。

提高的生活质量可能与营养干预的有效性相关。例如，如果患者在营养干预后报告症状减轻、精神状态改善或社交活动增加等情况，这可能表明营养支持方案的有效性。此外，提高的生活质量也可以促进患者更好地遵循治疗方案、提高治疗的耐受性，从而间接影响治疗效果。

因此，通过定期评估生活质量，医疗团队可以全面了解患者的治疗反应和生活状况，及时调整营养支持方案，提高治疗效果和生活质量。同时，患者也可以通过参与生活质量评估，与医疗团队共同关注并提高自己的生活质量。

6.多学科团队评估

多学科团队评估在肿瘤患者的营养干预中发挥着不可或缺的作用。这种综合性的评估涉及与营养师、医生、护士等专业人员之间的密切合作，旨在全面评估患者的营养状况和治疗效果。

通过多学科团队的协作，不同专业的医护人员能够从各自的专业角度对患者进行评估，将各自的观察和发现进行综合分析。营养师可以提供关于患者饮食摄入情况和营养状态的专业意见，医生可以评估患者的疾病状况和治疗反应，护士可以提供关于患者日常生活和临床症状的观察。

多学科团队评估的结果能够为医疗团队提供更全面、更准确的信息，有助于综合分析患者的营养干预效果。例如，如果营养师观察到患者饮食摄入增加，医生发现患者体重增加，护士记录到患者精神状态改善，那么这可能表明营养干预方案取得了积极的效果。

此外，多学科团队评估还可以促进医疗团队之间的交流与合作，加强团队的整体协作效率。医疗团队成员之间的信息共享和交流可以更好地了解患者的全面情况，为患者提供更为个性化和有效的营养支持方案。

因此，多学科团队评估不仅有助于全面评估患者的营养状况和治疗效果，还可以促进医疗团队之间的合作，提高团队整体工作效率，从而更好地为肿瘤患者提供综合性的营养支持和护理服务。

通过定期评估营养干预的效果，并根据评估结果及时调整营养支持方案，可以更好地满足肿瘤患者的营养需求，提高治疗效果和生活质量。

第五章　肿瘤患者临终关怀与哀伤辅导

第一节　临终关怀的重要性

一、临终关怀的定义

临终关怀是一种多学科综合性的医疗服务，旨在为患有晚期疾病或濒临死亡的患者提供全面的支持和关爱。其目标不仅仅是在生命的最后阶段提供舒适和尊严，更重要的是通过综合性的护理措施，包括疼痛管理、症状控制、心理支持和社会服务等，提高患者的生命质量，并帮助他们和家人应对生命末期的生理、心理和社会挑战。

在临终关怀中，医护人员不仅致力于减轻患者的身体痛苦，还着重关注患者的心理健康和精神状态，通过情感支持、心理辅导和精神护理等手段，帮助患者缓解焦虑、恐惧和抑郁等情绪，找到内心的平静和安宁。此外，临终关怀还注重家庭和社会的支持，通过提供社会服务、家庭辅导和宗教心灵关怀等方式，帮助家人和亲人理解和应对患者的病情，共同面对生命的终极挑战。

总之，临终关怀不仅关注患者的生理需求，更关注其心理、社会、宗教和文化等方面的需求，旨在为患者提供全面而综合的护理服务，让他们在生命的最后阶段感受到尊严、安宁和关爱。

二、临终关怀的原则和目标

临终关怀的原则基于对患者的尊重和尊严，以及对其整体健康和幸福的关注。其核心目标包括以下几个方面的内容。

（一）缓解痛苦和不适

在临终关怀的实践中，确保患者的舒适和安宁是至关重要的。为此，医护人员采取了多种综合性的措施来缓解患者的痛苦和不适。其中，疼痛管理是一个重要的方面。医护人员会定期评估患者的疼痛程度，并根据需要采取合适的药物治疗或其他非药物疼痛管理技术，以确保患者在临终阶段不受疼痛的困扰。

除了疼痛管理之外，医护人员还会关注和处理其他可能影响患者舒适度的症状，比如恶心、呕吐和呼吸困难等。他们会与患者及其家人密切合作，了解患者的具体情况和需求，并提供个性化的症状控制方案。这可能涉及调整药物治疗方案、提供心理支持或实施其他适当的干预措施，以确保患者能够尽可能地感受到舒适和安宁。

此外，医护人员还会关注患者的心理健康，并提供必要的心理支持和关怀。他们会倾听患者的倾诉，提供情绪上的支持，并帮助患者及其家人应对临终阶段的挑战和困难。通过这些综合性的措施，医护人员致力于提升患者的生活质量，让他们在临终的时刻感受到尽可能多的舒适和安宁。

（二）支持身心健康

在临终关怀中，支持患者的身心健康是一项至关重要的任务。除了提供生理上的症状管理外，医护人员还必须关注并处理患者可能面临的心理和情感问题。生命末期的挑战和压力常常会引发患者各种情绪上的困扰，如焦虑、恐惧、抑郁等。

为了支持患者的身心健康，医护人员首先需要建立起与患者的信任和沟通。他们会倾听患者的需求和担忧，为患者提供一个安全、开放的环境，让患者能够自由地表达自己的情感和想法。通过与患者建立起良好的关系，医护人员可以更好地理解患者的心理状态，并为其提供针对性的支持。

在支持患者的身心健康过程中，心理和情感上的支持是至关重要的。医护人员可能会采取一系列的心理支持措施，如心理咨询、心理治疗、放松技巧教育等，帮助患者缓解焦虑、恐惧和抑郁等不良情绪。此外，他们还会提供情感上的陪伴和支持，与患者建立起紧密的情感联系，让患者感受到关爱和安慰。

除了针对患者本人的支持外，医护人员还会关注患者的家人和护理者，并为他们提供必要的心理支持和指导。在面对亲人临终的挑战时，家人和护理者同样可能面临着巨大的情绪压力和困扰。因此，医护人员会与他们密切合作，帮助他们应对情绪上的困扰，增强他们的心理韧性，从而更好地支持和照顾患者。

通过这些综合性的支持措施，医护人员致力于维护患者的身心健康，帮助他们在生命的最后阶段保持心态平和，以更加安详和从容的心境面对生死的转折。

（三）促进自主决策

在临终关怀中，促进患者自主决策是一个至关重要的原则。这意味着尊重患者的自主权，鼓励他们参与到医疗抉择和生活规划中来。医护人员与患者之间建立起紧密的合作关系，提供必要的信息和支持，帮助患者做出符合其个人价值观和意愿的决策。

为了促进自主决策，医护人员会与患者进行沟通，了解他们的意愿、价值观和关注点。他们会提供详尽的信息，解释不同治疗选择和生命延续措施的利弊，以及可能带来的影响。这样的沟通过程是双向的，医护人员会倾听患者的想法和顾虑，并尊重他们的决策和权利。

在决策过程中，医护人员还会鼓励患者考虑到家庭支持和安排等方面的因素。他们可能会与患者及其家人一起讨论，制订适当的护理计划和生活安排，以确保患者在临终阶段得到最佳的支持和照顾。

此外，医护人员也会尊重患者的决策，并为其提供必要的支持和协助。无论患者做出何种决定，医护人员都会尊重其意愿，并努力为其提供最佳的医疗和护理服务。

通过促进患者的自主决策，医护人员能够更好地尊重患者的尊严和个人价值观，让他们在临终阶段感受到更多的掌控和自由，从而更加平静和满足地面对生命的最后时刻。

（四）提供终身关怀

在临终关怀中，提供终身关怀是一个至关重要的目标。这意味着与患者建立亲密的医患关系，并持续关注他们的需求，直至生命的最后时刻。医护人员承诺为患者提供全方位的支持和照顾，涵盖身体、心理、社会和精神层面的关怀，以确保他们在临终时感受到尊严和安宁。

在终身关怀的实践中，医护人员会与患者建立起紧密的信任和联系。他们不仅关注患者的身体健康状况，还会关心其心理和情感状态，了解其社会支持系统以及精神层面的需求。这种关怀不仅局限于临终阶段，而是在整个患者生命的各个阶段持续进行。

医护人员会定期与患者进行沟通和评估，了解其当前的需求和优先关注的问题。医护人员会根据患者的具体情况制订个性化的护理计划，包括身体症状管理、心理支持、社会服务和精神护理等方面的内容。这种终身关怀的方法旨在满足患者在不同生命阶段的不同需求，为他们提供持续的支持和照顾。

此外，医护人员还会与患者的家人和护理者密切合作，提供必要的支持和指导。医护人员会帮助家人理解患者的需求和期望，提供相应的教育和培训，以便他们能够更好地照顾患者，并在需要时为他们提供情感上的支持。

通过提供终身关怀，医护人员致力于为患者创造一个尊重、关爱和安全的环境，让他们在生命的最后阶段感受到温暖和尊严。这种持续的关怀不仅有助于缓解患者和家人的痛苦和不适，也为他们带来了心灵上的慰藉和安宁。

（五）辅导家属和护理者

在临终关怀中，除了关注患者本身，医护人员也十分重视支持患者的家人和护理者。医护人员致力于为患者的家人和护理者提供情感上的支持和理解，帮助他们理解和应对患者临终期间的各种挑战和情绪反应。

在辅导家属和护理者方面，医护人员首先会倾听他们的需求和担忧。医护人员会与家人和护理者建立起亲密的信任关系，创造一个开放和支持的沟通环境，让他们能够自由地表达自己的情感和想法。通过倾听和理解，医护人员能够更好地了解家人和护理者所面临的困境和挑战。

此外，医护人员还会提供相关的教育和培训，帮助家人和护理者更好地照顾患者，同时照顾好自己的身心健康。这可能涉及如何正确使用医疗设备、如何管理患者的症状、如何应对不同的情绪反应等方面的内容。通过提供必要的教育和培训，医护人员能够增强家人和护理者的护理能力，让他们感到更加自信和安心。

此外，医护人员还会提供情感上的支持和安慰，帮助家人和护理者应对临终期间可能出现的焦虑、恐惧和抑郁等情绪反应。医护人员会倾听家人和护理者的倾诉，提供情绪上的支持和鼓励，并帮助他们找到应对困难的积极方法和策略。

通过这些综合性的支持和辅导措施，医护人员致力于帮助家人和护理者度过临终期间的挑战，让他们感受到关爱和支持，从而更好地照顾患者，并在这个艰难时刻保持身心健康。

二、临终关怀的价值和重要性

临终关怀是医疗服务中至关重要的一部分，其价值和重要性体现在以下几个方面。

（一）人文关怀

临终关怀是一种以患者为中心的医疗服务，强调在患者生命的最后阶段提供全面、综合的照顾。这种关怀不仅包括对患者身体上的疼痛和不适的管理，还涉及心理、社会和精神层面的支持。它体现了医疗人员对患者的深切尊重和关爱，是医疗服务人文精神的重要体现。

在患者生命的最后时刻，医护人员的关怀和温暖显得尤为重要。他们通过细致入微的照料，倾听患者的需求和愿望，以及与患者和家人进行开放和诚实的沟通，帮助患者和家人理解病情和治疗选择，减轻他们的焦虑和恐惧。

此外，临终关怀还包括对患者家人的支持。家人在面对亲人生命即将结束时，往往会感到无助和悲痛。医护人员通过提供情感支持、教育和指导，帮助他们应对这一艰难时期，让他们感受到来自医疗团队的真诚关怀。

总之，临终关怀是一种全面的、以人为本的医疗服务，旨在确保患者在生命的最后时刻得到尊重、尊严和关爱。通过医护人员的专业能力和真诚关怀，患者和家人可以在这一生中最脆弱的时刻，感受到来自医疗团队的温暖和支持，为他们带来安慰和力量。

（二）生命质量

生命质量在临终关怀中是一个至关重要的概念，它不仅关乎患者身体上的舒适，还包括心理、社会和精神层面的整体福祉。通过综合性的疼痛管理和症状控制，临终关怀能够有效地减轻患者的身体痛苦和不适，从而提高他们的生活质量。

除了对身体症状的管理，临终关怀还强调对患者心理和情感需求的关注。患者常常面临着焦虑、恐惧、抑郁等心理困扰，医护人员通过提供心理咨询和支持，帮助患者处理这些情绪，增强他们的心理韧性。这种心理支持不仅有助于患者内心的平和，也能够改善他们与家人的互动，增强家庭的支持网络。

在社会层面，临终关怀还关注患者的社会关系和角色，帮助他们维持与家人和朋友的联系，尽可能地参与社会活动。这有助于患者保持社会身份感和归属感，减少孤独感和隔离感。

此外，精神层面的关怀也是临终关怀的重要组成部分。尊重患者的信仰和价值观，提供宗教或精神上的支持，可以帮助患者在生命的最后阶段找到意义和安宁。

总之，临终关怀通过综合的、多维度的方法，致力于提高患者的生命质量。它不仅关注患者的身体舒适，还关注他们的心理、社会和精神需求，让他们在有限的时间里过上尽可能充实、有尊严和满足的生活。

（三）家庭和社会稳定

家庭和社会稳定是临终关怀中不可忽视的一部分。在关注患者本身的同时，临终关怀也充分认识到家人和社会护理者在这个过程中所扮演的重要角色以及他们所面临的挑战。

家人通常承担着照顾患者的重担，同时也要处理与患者疾病相关的情感和经济压力。他们可能会感到无助、焦虑、疲惫甚至抑郁。社会护理者，如社区护士、志愿者等，同样面临着巨大的压力和情感负担。他们的福祉直接影响到他们提供照顾的质量和效率。

因此，临终关怀强调对家人和社会护理者的支持。这包括提供情感支持、教育和培训，帮助他们理解和应对患者的需求，以及如何处理与疾病相关的各种情况。通过这种支持，家人和社会护理者能够减轻负担和压力，更好地照顾患者，同时也保护了自己的心理健康。

此外，临终关怀还鼓励家人和社会护理者参与决策过程，让他们感到被尊重和重视。这种参与不仅有助于他们理解治疗选择和病情发展，还能够增强他们对整个医疗过程的信任和满意度。

总之，通过对家人和社会护理者的综合支持，临终关怀有助于促进家庭和社区的稳定和和谐。这不仅有利于患者的照顾，也为家人和社会护理者的心理健康提供了必要的保障，使他们能够更好地应对患者的离世和与之相关的情感挑战。

（四）医疗成本

医疗成本是现代医疗体系中一个日益受到关注的问题，有效的临终关怀可以在这方面发挥重要作用。通过提供综合性的、以患者为中心的护理，临终关怀能够减少不必要的医疗干预和住院治疗，从而显著降低医疗成本。

在传统的医疗模式中，患者往往在生命的最后阶段接受过多的治疗和干预，这不仅对患者的身体和心理造成负担，也增加了医疗资源的消耗。临终关怀通过强调疼痛控制、症状管理和心理支持，避免了不必要的药物使用和诊疗程序，减少了医疗资源的浪费。

此外，通过提供合适的护理服务，如家庭照护和社区护理，临终关怀可以避免不必要的住院治疗，让患者在家中度过生命的最后时刻。这不仅有助于患者和家人节省财力和精力，也能够减轻医院的压力，让有限的医疗资源更加合理地分配给需要的患者。

同时，临终关怀还通过教育和指导，帮助患者和家人理解病情和治疗选择，避免无效或不适当的治疗，进一步降低医疗成本。这种以患者和家庭为中心的决策过程，不仅有助于提高医疗服务的质量，还能够增强患者和家人对整个医疗过程的信任和满意度。

综上所述，临终关怀不仅是对患者的关怀与照顾，更是医疗服务中不可或缺的一环，对于提高患者的生命质量、减轻家庭负担、优化医疗资源利用等方面具有重要意义。

三、评估患者的临终需要

（一）生命质量评估

生命质量评估是在临终阶段评估患者生活质量和满意程度的关键过程。它旨在全面了解患者在身体、心理、社交和环境等方面的状况，以便医护人员能够为他们提供更为个性化和精准的支持和护理。

在进行生命质量评估时，医护人员通常会使用一系列的评估工具和方法。常见的工具包括以下几种。

1. 生命质量问卷

生命质量问卷是一种广泛应用于临终关怀领域的评估工具，它涵盖了多个维度的问题，以全面评估患者的生活质量。这些维度包括身体功能、精神状态、社交关系等，通过患者或家属填写，以客观地了解患者的整体情况和需求。

身体功能维度通常包括对患者生理健康状况的评估，如日常活动能力、疼痛程度、疲劳感等。这些问题有助于评估患者的生活自理能力和身体舒适度，从而确定是否需要针对这些方面提供额外的支持和护理。

精神状态维度则关注患者的心理健康状况，包括情绪稳定性、抑郁程度、焦虑情绪等。通过了解患者的心理状态，医护人员可以提供相应的心理支持和辅导，帮助其缓解负面情绪，保持心理健康。

社交关系维度涉及患者与家人、朋友以及社会支持网络的互动情况。这些问题有助于评估患者的社交支持体系，了解他们在社会中的融入程度和支持系统的完整性，从而为他们提供更全面的护理服务。

生命质量问卷通过涵盖多个维度的问题，能够全面而准确地评估患者的整体生活质量，为医护人员制订个性化的护理计划提供重要参考。

2. 症状评估表

症状评估表是用于评估患者在临终期间出现的各种症状的工具，它旨在全面记录和分析患者的症状种类、严重程度和频率。通过症状评估表，医护人员能够更加准确地了解患者的病情状况，及时采取相应的护理措施，以提高患者的舒适度和生活质量。

这种评估表特别关注于一些常见的临终症状，如疼痛、呼吸困难、恶心、焦虑等。针对每种症状，评估表会记录患者的症状严重程度、持续时间以及可能的诱因等信息。通过定期填写和更新症状评估表，医护人员能够跟踪患者症状的变化趋势，及时调整护理方案，确保患者得到有效的症状缓解和管理。

除了记录症状的物理表现外，症状评估表还可能包括了解患者对于症状的主观感受和心理反应。这样的综合评估有助于医护人员更全面地了解患者的病情，提供个性化的护理服务，并为患者提供精准的医疗支持，以缓解其痛苦和不适，提高其生活质量。

3. 患者自述

听取患者本人的描述和意见，了解其对生活质量的感受和期望，从而更好地满足其个性化需求。

评估内容涵盖的方面包括但不限于：

（1）疼痛程度评估

医护人员需要详细了解患者的疼痛情况，包括疼痛的强度、性质、频率、持续时间以及影响日常生活的程度。医护人员可以使用标准的疼痛评估工具，如视觉模拟评分、面部活动评分等，来客观地评估患者的疼痛程度。

（2）日常生活功能评估

对患者的日常生活功能进行评估是非常重要的，这包括患者的自理能力、行动能力、进食能力等方面。通过了解患者的生活自理情况，医护人员可以制订相应的护理计划，帮助患者保持最佳的生活质量。

（3）精神状态评估

医护人员需要评估患者的精神状态，包括抑郁、焦虑、绝望等心理状况，以及对生活的态度和情绪状态。他们可以使用标准的心理评估工具，如抑郁自评量表、焦虑自评量表等，来客观地评估患者的精神状态。

（4）社会支持评估

评估患者的社会支持系统是十分重要的，这包括家庭支持、朋友支持、社区支持等方面。医护人员需要了解患者在社会上的支持资源，以及其满意度和需求，以便为其提供更全面的护理服务。

（5）康复和安宁期望评估

了解患者对康复和安宁的期望和愿望是十分关键的。医护人员需要与患者进行深入的沟通，了解其对未来的期望和愿望，以便为其提供相应的支持和服务。

通过生命质量评估，医护人员可以更好地了解患者的需求和问题，制订个性化的护理计划，并及时调整和优化护理措施，以提高患者的生活质量和满意度。

（二）痛苦评估

痛苦评估是在临终阶段对患者面临的疼痛进行全面评估的重要过程。由于疼痛是临终患者常见的症状之一，对于其生活质量和心理状态都具有重要影响，因此，及时有效地评估和管理疼痛对于临终患者的护理至关重要。

痛苦评估通常采用多种疼痛评分工具，以便更准确地了解患者的疼痛程度和类型。常用的疼痛评分工具包括但不限于：

视觉模拟评分法（VAS）：患者根据自己感受，通过标记在一条线上的位置来表示其疼痛程度，从而形成一个视觉评分，评分从0（无痛）到10（最剧烈的疼痛）

不等。

疼痛强度量表（NRS）：患者根据自己的感受，选择一个数字来表示其疼痛程度，通常从 0（无痛）到 10（最剧烈的疼痛）不等，或者使用面部表情等符号来表示疼痛程度。

此外，为了更全面地评估患者的疼痛情况，还需综合考虑以下因素：

（1）疼痛的性质：是刺痛、锐痛、胀痛还是隐痛等？

（2）疼痛的持续时间：是持续性的、间断性的，还是突发性的？

（3）疼痛的影响因素：包括身体活动、情绪状态、环境因素等。

基于综合评估结果，医护人员可以制订个性化的疼痛管理方案，选择合适的疼痛缓解措施，如药物治疗、物理治疗、心理支持等，以有效地减轻患者的疼痛，提高其生活质量和舒适度。

（三）心理和精神状态评估

心理和精神状态评估是在临终期间评估患者的心理和情绪状态的重要过程。临终患者常常面临着各种心理困扰，如恐惧、焦虑、抑郁等情绪问题，这些问题会严重影响其生活质量和临终关怀的效果。

心理和精神状态评估通常采用多种方法和工具，以全面了解患者的心理状况。

1. 临床面谈

临床面谈是医疗过程中一种重要的交流方式，它为医护人员提供了与患者进行深入沟通的机会。通过这种面对面的交流，医护人员能够直接倾听患者的心声，了解他们的需求、担忧和期望。

在临床面谈中，医护人员不仅关注患者的言语表达，还仔细观察他们的面部表情、肢体语言和行为举止。这些非言语信息往往能够反映患者内心的感受和情绪状态，有时甚至比言语更能揭示患者的真实状况。

临床面谈的过程中，医护人员需要运用专业的沟通技巧，如倾听、同理心、开放式提问等，以建立信任关系，让患者感到被尊重和理解。同时，医护人员也需要注意保护患者的隐私和尊严，确保面谈的安全和舒适。

此外，临床面谈还为医护人员提供了评估患者心理和社会支持系统的机会。通过了解患者的家庭背景、人际关系和社会环境，医护人员能够更全面地评估患者的健康状况，制订个性化的治疗计划。

总之，临床面谈是一种关键的医疗服务过程，它有助于医护人员深入了解患者的内心世界，建立良好的医患关系，提供更有效的治疗方案。通过这种人性化的交流方式，医护人员能够更好地满足患者的心理和社会需求，提高治疗效果和患者满意度。

2. 心理评估工具

心理评估工具是心理学家或心理医生在临床实践中常用的工具，它们包括各种心理评估量表、测试和问卷，旨在客观地评估患者的心理状况。这些工具涵盖了广泛的心理领域，如情绪、认知、行为等，能够为诊断和治疗提供重要的信息。

抑郁量表和焦虑量表是常见的心理评估工具，用于评估患者的情绪状态。这些量表通常包含一系列描述情绪体验的陈述，患者根据自己近期的感受选择相应的回答选项。通过分析患者的回答，医生可以判断他们是否存在抑郁或焦虑症状，以及症状的严重程度。

心理健康问卷是另一种常用的心理评估工具，它涵盖了更广泛的心理健康领域，如人际关系、应对策略、生活满意度等。这些问卷可以帮助医生了解患者在日常生活中的心理功能和适应能力，从而制订个性化的治疗计划。

除了上述提到的常见心理评估工具外，还有许多其他专业领域的量表和测试可供选择，如认知功能评估、人格评估等。这些工具通常由经过专业培训的心理学家或心理医生使用，以确保评估结果的准确性和可靠性。

3. 抑郁和焦虑量表

抑郁和焦虑量表是心理评估中常用的工具，用于量化患者的抑郁和焦虑程度。这些量表通常采用标准化的问卷形式，通过患者填写相关题目来评估其心理状态。其中，医院焦虑抑郁量表（Hospital Anxiety and Depression Scale，简称 HADS）是一种广泛使用的标准化量表之一。

HADS 是一种自评量表，包含焦虑和抑郁两个子量表，每个子量表有 7 个题目，共计 14 个题目。每个题目都有 4 个选项，患者根据自己的感受选择最符合自己情况的选项。通过对患者回答的分析，医生可以了解患者的焦虑和抑郁程度，从而为患者提供相应的治疗建议和支持。

除了 HADS 外，还有许多其他类型的抑郁和焦虑量表可供选择，如贝克抑郁量表（Beck Depression Inventory，简称 BDI）、汉密尔顿焦虑量表（Hamilton Anxiety Rating Scale，简称 HAM-A）等。这些量表在不同的临床场景和人群中具有不同的适用性，医生可以根据具体情况选择合适的量表进行评估。

总之，抑郁和焦虑量表在心理评估中扮演着重要的角色。它们能够为医生提供客观、系统的评估方法，帮助医生更好地了解患者的心理状态，制订有效的治疗方案。通过使用这些量表，医疗团队能够为患者提供更加个性化、更加全面的心理健康服务。

通过心理和精神状态评估，医护人员可以及时发现患者的心理困扰，并采取相应的干预措施。这可能包括提供心理支持和心理疏导，开展心理治疗或咨询服务，甚至使用药物治疗等手段，帮助患者缓解心理压力，提高心理抗逆力，从而提高其生活质量和临终关怀的效果。

（四）社会支持和需求评估

社会支持和需求评估是在患者临终期间评估其所需的社会资源和支持的重要过程。在临终关怀中，家庭支持、社区资源、宗教信仰等因素都对患者的生活质量和临终关怀的效果产生着重要影响，因此需要对患者及其家人的社会支持和需求进行全面评估。

社会支持和需求评估涵盖了多个方面，其中包括但不限于：

（1）家庭结构和功能：评估患者的家庭结构，了解家庭成员之间的关系和角色分配。同时，评估家庭功能，包括家庭成员之间的沟通、支持和决策能力等。

（2）社会资源：评估患者及其家人可以获得的社会资源，包括社区医疗服务、社会工作者、心理咨询师、义工组织等，以及其利用这些资源的能力和愿望。

（3）宗教信仰：了解患者及其家人的宗教信仰和信仰程度，以及他们对宗教仪式、祷告、灵性支持等方面的需求。

通过评估社会支持和需求，医护人员可以更好地了解患者及其家人在临终阶段面临的社会资源和支持方面的情况，从而为其提供更为个性化和全面的临终关怀服务。基于评估结果，医护人员可以针对性地提供家庭支持、社会服务、宗教心灵护理等，帮助患者及其家人应对临终期间的困难和挑战，提高其生活质量和心理抗逆力。

第二节　临终关怀的注意事项

一、有效的临终患者沟通

（一）沟通的重要性

在临终患者的护理中，有效的沟通是至关重要的。良好的沟通能够增进医护人员与患者及其家人之间的理解与信任，有助于满足患者的需求、提供合适的支持，并帮助他们应对临终的挑战。通过沟通，医护人员可以更好地了解患者的意愿和价值观，为其制订个性化的护理计划，提供更为人性化的关怀。

（二）沟通技巧与策略

1. 倾听技巧

医护人员在与患者和家人沟通时，应当注重倾听技巧。这包括积极倾听并给予反馈，使用肯定性语言和肢体语言来表达对患者的关注和理解。此外，适时地提出开放式问题，鼓励患者和家人分享他们的感受和想法，以建立更紧密的沟通联系。

2. 提问技巧

恰当的提问可以帮助医护人员更全面地了解患者和家人的需求和意愿。他们可以使用开放式问题来激发对话，如"请告诉我您对目前情况的看法"；也可以使用闭合式问题来获取具体信息，如"您是否感觉疼痛？"通过合适的提问技巧，医护人员可以引导对话，更好地了解患者和家人的需求，提供更贴心的护理服务。

3. 表达技巧

在沟通中，医护人员的表达技巧至关重要。他们应该以简洁明了的语言表达，避免使用过多的医学术语，以确保患者和家人能够理解。同时，他们还应该表达同情和支持的情感，传递出关怀和温暖的态度。这种温暖的表达方式可以增强与患者和家人的亲近感，建立良好的信任关系。

4. 尊重个人差异

在沟通中，医护人员应当尊重患者和家人的个人差异，包括文化背景、宗教信仰和沟通偏好等方面。他们应该灵活调整沟通方式，以满足患者和家人的需求和期望。例如，对于宗教信仰较为重要的患者和家人，医护人员可以提供宗教支持和祈祷，以满足其精神上的需求。通过尊重个人差异，医护人员可以建立更加融洽和有效的沟通关系，提供更加人性化的护理服务。

二、沟通中的文化和宗教考虑

（一）尊重文化信仰

医护人员应了解患者和家人的文化信仰，并尊重其宗教习俗和仪式。在沟通中，避免触犯其文化敏感点，如避免在宗教节日或特殊场合进行不合适的谈话，以免引起误会或冲突。

（二）理解文化差异

不同文化对于临终和死亡有着不同的认知和处理方式。一些文化可能更注重家庭的参与和团聚，而另一些文化可能更强调个人的心灵准备和宗教仪式。医护人员应尊重并理解这些文化差异，避免强加自己的价值观或文化观念，以确保提供的护理服务符合患者和家人的文化需求。

（三）寻求文化中介

如果医护人员不熟悉患者的文化背景，可以寻求文化中介人员的帮助，他们可以作为沟通的桥梁，促进双方的理解和交流。文化中介人员通常了解患者所处文化的习俗、信仰和价值观，可以帮助医护人员更好地与患者和家人沟通，提供文化敏感的护理服务。

通过有效的沟通，医护人员可以更好地与临终患者和家人建立起信任和共鸣，提供个性化的关怀和支持，使患者在临终阶段感受到尊严和温暖。

三、疼痛管理

疼痛是临终患者常见且影响深远的症状之一。有效的疼痛管理是临终关怀的重要组成部分，旨在缓解患者的痛苦，提高其生活质量，并促进与家人和护理者的有效沟通与交流。

（一）疼痛评估与分类

疼痛评估是确定患者疼痛程度和类型的关键步骤。评估包括定位疼痛部位、描述疼痛特征、疼痛程度评分等。常用的评估工具包括视觉模拟评分法（VAS）、疼痛强度量表（NRS）等。根据疼痛的性质、起因和病情，可以将疼痛分为 Nociceptive（伤害性）、Neuropathic（神经性）、Mixed（混合性）等类型，进而有针对性地制订治疗方案。

（二）疼痛管理的原则

疼痛管理的原则是确保疼痛治疗的全面性、个性化和综合性。其中包括：

（1）多学科团队合作：疼痛管理需要多学科团队的合作，包括医生、护士、药剂师、心理医生等专家。每个专业人员都能从不同的角度提供独特的视角和建议，共同制订疼痛管理方案，确保患者得到全面的关怀和治疗。

（2）个体化治疗：疼痛是一种主观感受，治疗应该根据患者的疼痛类型、程度、个人偏好以及病情发展等因素进行个性化的制订。例如，对于某些患者，药物治疗可能是首选，而对于另一些患者，则可能更倾向于非药物治疗或综合性治疗。

（3）综合治疗：综合治疗是疼痛管理的重要原则之一。这意味着采用药物治疗、非药物治疗和支持性治疗等多种手段结合，综合应对患者的疼痛问题。除了药物治疗外，还可以采用物理治疗、放松技术、心理疏导、针灸等方法来缓解疼痛，从而提高治疗效果和患者的生活质量。

（三）药物治疗

药物治疗在疼痛管理中是一项重要的手段，常用的药物包括多种类型，每种药物都有其特定的适应证和作用机制。

（1）镇痛药：用于减轻或消除疼痛。常见的镇痛药包括阿片类药物（如吗啡、芬太尼）、非阿片类镇痛药（如非甾体抗炎药 NSAIDs、阿司匹林），以及副作用较轻的药物（如特比伦、氯胺酮等）。这些药物通过不同的机制作用于中枢神经系统或外周神经系统，减轻疼痛的感知和传导。

（2）辅助药物：用于辅助镇痛，增强疼痛的缓解效果，或者处理与疼痛相关的其他症状。例如，抗抑郁药物（如氟西汀）可用于缓解与疼痛相关的抑郁症状，抗癫痫药物（如卡马西平）可用于治疗神经痛等。局部麻醉药也常用于局部疼痛的缓解，如局部注射利多卡因等。

（3）非药物治疗：除了药物治疗外，非药物治疗也是疼痛管理的重要组成部分。这些治疗手段包括放松技术、音乐治疗、针灸、按摩等。这些方法可以通过促进身体和心理的放松，改善血液循环，减轻肌肉紧张，从而减轻疼痛感觉，提高患者的生活质量。

（四）支持性疗法

支持性疗法是疼痛管理中重要组成部分，旨在通过提供情感、心理和社会方面的支持来减轻患者的痛苦，并帮助他们更好地应对疼痛带来的各种挑战。这些支持性疗法包括：

（1）心理支持：心理支持是通过心理咨询、心理治疗等手段帮助患者应对疼痛带来的情绪压力和焦虑。心理专家可以与患者建立良好的沟通和信任关系，帮助他们理解并应对疼痛引发的各种情绪反应，如恐惧、愤怒、抑郁等。通过心理支持，患者可以更好地调节情绪，提高心理抗逆能力，从而减轻疼痛带来的心理负担。

（2）社会支持：社会支持是提供给患者和家人的社会支持网络，包括社会工作者、志愿者等。社会支持可以为患者提供情感上的支持、实质性的帮助和信息资源，帮助他们度过疼痛时期。社会工作者可以协助患者解决生活中的各种问题，如家庭、金钱、工作等方面的困难，从而减轻患者的压力，提高其生活质量。

（3）教育和信息：教育和信息是向患者和家人提供关于疼痛管理的信息和教育，增强他们的自我管理能力。医护人员可以向患者和家人提供关于疼痛的知识、治疗方法、药物使用等方面的信息，帮助他们更好地了解疼痛的性质和管理方法，提高其参与治疗的积极性和效果。

综上所述，综合的疼痛管理方案应包括全面的评估、个性化的治疗策略和多种治疗手段的结合运用，最大限度地减轻患者的痛苦，提高其生活质量，实现全面的临终关怀。

（五）心理社会支持

在临终关怀中，心理社会支持是至关重要的，它旨在帮助患者和家属应对临终阶段的挑战，减轻他们的情绪负担，提高生活质量。以下是心理社会支持的几个方面：

1. 心理辅导

心理辅导是一种重要的心理治疗服务，通过专业的心理医生或临床心理学家提供，旨在帮助患者和家属处理情绪问题、减轻焦虑和抑郁，以及增强心理抗逆力。在临终关怀中，心理辅导扮演着至关重要的角色，能够有效地帮助患者和家属应对临终阶段所面临的各种挑战和压力。

心理辅导可以采用多种技术和方法，其中包括但不限于：

（1）认知行为疗法（CBT）

认知行为疗法（CBT）是一种广泛应用于心理治疗领域的方法，它通过帮助患者认识和改变负面的思维模式和行为习惯，来减轻情绪问题。在临终关怀中，CBT的应用具有特殊的意义，因为它可以帮助患者和家属转变对死亡和临终的认知，减少与之相关的焦虑和恐惧。

在临终关怀的过程中，患者和家属可能会面临许多情绪困扰和心理压力。他们可能会对死亡产生恐惧、悲伤和绝望等负面情绪，这些情绪会影响他们的生活质量和心理健康。而CBT可以通过一系列技术手段来帮助患者和家属应对这些情绪问题。

首先，CBT可以帮助患者和家属认识和挑战负面的思维模式。在面对死亡和临终时，人们往往会产生一些不合理或消极的想法和信念，例如觉得自己无法应对失去亲人的痛苦，或者担心死后会面临无尽的孤独。CBT可以帮助患者和家属识别这些负面思维，并通过逻辑分析和证据检验来挑战它们，从而减轻相关的情绪困扰。

其次，CBT还可以帮助患者和家属改变与死亡和临终相关的行为习惯。在面对死亡时，人们可能会采取一些逃避或回避的行为，例如拒绝接受现实、回避与他人谈论死亡话题等。这些行为可能会加重患者和家属的焦虑和恐惧。CBT可以通过逐步暴露和应对技巧的训练来帮助患者和家属逐渐面对和接受死亡的现实，减少与之相关的情绪困扰。

除了上述提到的技术手段外，CBT还可以与其他治疗方法结合使用，例如放松训练、情绪调节技巧等。这些方法可以帮助患者和家属更好地应对情绪波动和压力，提高他们的适应能力和心理韧性。

总之，认知行为疗法（CBT）在临终关怀中具有重要的应用价值。它可以帮助患者和家属转变对死亡和临终的认知，减少与之相关的焦虑和恐惧。通过CBT的帮助，患者和家属可以更好地应对情绪问题，提高生活质量和心理健康水平。

（2）解决问题疗法

解决问题疗法（Problem-Solving Therapy）是一种以解决实际问题为核心的心理

治疗方法。这种方法着重于帮助个体有效地应对面临的问题和挑战，通过制订可行的解决方案来减轻压力。在临终关怀中，解决问题疗法具有重要的应用价值，因为它可以帮助患者和家属应对临终期间可能出现的各种实际问题，如家庭安排、财务安排等。

面对临终，患者和家属可能会遇到许多复杂的问题和挑战。这些问题可能涉及生活的方方面面，包括家庭关系、医疗决策、财务规划等。在这种情况下，解决问题疗法可以提供一种系统性的方法，帮助患者和家属识别问题、分析问题、制订解决方案并付诸实践。

首先，解决问题疗法可以帮助患者和家属明确问题的定义和性质。在这个过程中，他们会学会如何准确地描述问题，区分主要问题和次要问题，以及确定问题的紧迫性和重要性。这有助于他们更好地理解问题的本质，为后续的解决过程打下基础。

接下来，解决问题疗法会引导患者和家属进行问题分析。他们会学习如何收集与问题相关的信息，评估问题的原因和影响，以及探讨可能的解决方案。在这个过程中，他们会运用自己的知识和经验，同时也可以寻求专业人士的帮助和建议。

在制订解决方案的过程中，解决问题疗法会强调可行性和实际操作性。患者和家属会被引导思考各种可能的解决方案，并评估它们的优缺点、风险和收益。在这个过程中，他们会学会权衡利弊、做出明智的选择，并制订具体的实施计划。

最后，解决问题疗法会关注解决方案的实施和效果评估。患者和家属会被鼓励付诸实践，尝试执行他们制订的方案，并及时调整和优化。在这个过程中，他们会学会如何应对可能出现的困难和挑战，以及如何评估解决方案的实际效果。

总之，解决问题疗法在临终关怀中具有重要的应用价值。它可以帮助患者和家属应对临终期间可能出现的各种实际问题，减轻他们的压力和困扰。通过解决问题疗法的帮助，患者和家属可以更好地应对生活的挑战，提高生活质量和心理健康水平。

（3）情绪焦点疗法

情绪焦点疗法（Emotion-Focused Therapy）是一种以处理情绪问题为核心的心

理治疗方法。这种方法侧重于帮助患者和家属应对在临终阶段可能出现的情绪问题，如悲伤、焦虑、愤怒等。通过情绪焦点疗法，心理辅导师可以与患者和家属建立信任关系，开展情感表达和情绪释放，从而缓解情绪压力。

在临终关怀的过程中，患者和家属可能会面临许多复杂的情绪问题。他们可能会感到悲伤、失落、恐惧、愤怒等负面情绪，这些情绪会对他们的心理和生活质量产生严重影响。而情绪焦点疗法可以帮助他们认识和理解这些情绪，学会如何应对和处理它们。

首先，情绪焦点疗法强调建立信任关系。心理辅导师会通过倾听、同理和无条件接纳的方式与患者和家属建立联系。在这个过程中，他们会为患者和家属提供一个安全、支持的环境，让他们感到被理解和尊重。

接下来，情绪焦点疗法会引导患者和家属进行情感表达和情绪释放。心理辅导师会鼓励他们表达内心的感受和想法，无论是积极的还是消极的。这有助于他们更好地认识自己的情绪反应和需求，同时也能够释放积压的情绪压力。

在情绪焦点疗法中，心理辅导师还会运用一些特定的技巧来帮助患者和家属处理情绪问题。例如，他们可能会使用情感重塑技术来帮助患者和家属重新评估和理解负面情绪，或者使用情绪调节技巧来帮助他们控制情绪波动和应激反应。

总之，情绪焦点疗法在临终关怀中具有重要的应用价值。它可以帮助患者和家属应对临终阶段可能出现的情绪问题，减轻他们的压力和困扰。通过情绪焦点疗法的帮助，患者和家属可以更好地应对生活的挑战，提高生活质量和心理健康水平。

2.家庭和社会支持

家庭和社会支持在临终关怀中扮演着至关重要的角色，其价值和作用不可低估。家庭和社会支持不仅为患者和家属提供了必要的实质性和情感上的支持，还为他们在临终阶段的困境和挑战提供了更广泛的社会资源。

（1）家庭支持

家庭支持是患者在临终期间最为重要的支持来源之一。家人的陪伴和关爱可以给患者带来极大的安慰和温暖。他们不仅可以提供日常生活的照顾，还能给予患者情感上的支持和安慰，使其感受到家庭的温馨和关怀。

（2）社会支持

社会支持包括社会组织、志愿者团体以及社区资源等，这些都为患者和家属提供了更广泛的支持网络。社会工作者和志愿者可以协助家庭处理各种实际问题，如家庭经济困难、医疗资源获取等，从而减轻家庭的负担。此外，社区资源还可以为家庭提供心理咨询、临终关怀服务等方面的支持，帮助他们更好地应对临终关怀期间的挑战。

3. 信息交流

家庭和社会支持还可以通过信息交流的方式帮助患者和家属获取相关知识和资源。家庭成员、朋友以及社会组织和志愿者都可以分享有关临终关怀的信息和经验，为患者和家属提供必要的指导和支持。这种信息交流有助于提高患者和家属对临终关怀的了解和认知，增强其应对能力和抗压能力。

（六）临终患者的家属关怀

临终患者的家属关怀是指针对患者家属的支持和关怀。在临终期间，家属往往面临着巨大的心理压力和情绪困扰，需要得到及时的支持和帮助。医护人员可以通过提供情感支持、信息交流、家庭会议等方式来支持家属，帮助他们理解和应对患者的病情，减轻他们的负担和焦虑，增强他们的应对能力。

综上所述，心理社会支持在临终关怀中扮演着至关重要的角色，它不仅有助于患者和家属应对临终阶段的各种挑战和困难，还能提高他们的生活质量和心理幸福感，实现全面的临终关怀。

四、临终关怀团队的协作与管理

在提供有效的临终关怀时，一个高效的团队合作和管理是至关重要的。临终关怀团队由多个专业人士组成，他们各司其职，协作配合，以确保患者和家人获得全面的支持和关爱。

（一）临终关怀团队的成员及其角色

（1）医生：医生在临终关怀团队中担任着核心角色。他们负责诊断患者的病情、制订治疗方案和药物管理计划，以及管理并控制患者的症状，尤其是疼痛管理。医生也负责与患者和家属沟通，提供医学上的建议和支持，协助他们做出治疗和护理决策。

（2）护士：护士是临终关怀团队中不可或缺的重要成员。他们负责提供综合性的护理服务，包括监测患者的生命体征、进行疼痛管理和症状评估、协助患者进行日常生活活动等。护士还承担着为患者和家属提供情感支持和心理安慰的责任，帮助他们度过临终阶段的困难时刻。

（3）社会工作者：社会工作者在临终关怀团队中负责评估患者和家庭的社会需求和资源，并提供相应的社会支持和资源协调服务。他们可以协助家庭解决实际问题，如经济困难、家庭关系问题等，同时也提供情感上的支持和指导，帮助家庭应对临终期间的挑战和困境。

（4）心理医生或心理咨询师：心理医生或心理咨询师在临终关怀团队中负责提供心理辅导和支持服务。他们帮助患者和家人应对情绪困扰和心理压力，通过各种心理治疗技术和方法，如认知行为疗法、解决问题疗法等，帮助他们调整心态、缓解焦虑和抑郁，增强心理抗逆能力。

（5）宗教领袖或牧师：宗教领袖或牧师在临终关怀团队中负责提供宗教和精神上的支持。他们与患者和家属一起处理宗教信仰和生命意义问题，为他们提供祈祷、宗教仪式和灵性安慰，帮助他们在临终阶段找到内心的平静和安宁。

（二）协作与沟通

团队成员之间的协作和沟通是临终关怀团队中至关重要的一环，它们确保了信息的及时传递和任务的有效分配，从而提供了更好的护理和支持。

（1）定期团队会议：团队成员定期召开会议，不仅有助于共享患者的状况和治疗进展，还能够讨论治疗计划和遇到的问题，并协商和制订下一步的行动计划。

通过这些会议，团队成员可以互相了解彼此的工作进展，协调各自的工作，确保团队朝着共同的目标前进。

（2）跨学科沟通：跨学科沟通是团队成员之间建立良好协作关系的重要途径。不同专业背景的成员可以分享自己的专业知识和经验，共同解决复杂的问题，确保患者得到最佳的综合治疗方案。通过定期的跨学科讨论和交流，团队成员能够更好地了解彼此的工作，并找到更有效的解决方案。

（3）患者和家属沟通：与患者和家属建立良好的沟通关系至关重要。团队成员需要倾听他们的需求和担忧，提供情感支持和专业指导，帮助他们理解和接受治疗计划和护理措施。通过与患者和家属的沟通，团队成员可以更好地了解他们的期望和意愿，从而为他们提供更加贴心和个性化的护理服务。

（三）管理团队中的冲突和挑战

在临终关怀团队中，可能会出现各种各样的冲突和挑战，如意见分歧、角色重叠、沟通障碍等，因此需要采取有效的管理措施来处理。

（1）冲突解决：团队领导者应及时发现和解决团队内部的冲突。这可以通过开放式的沟通和协商来实现，让各方表达他们的观点和关切，寻求共识并采取合适的解决方案。通过团队会议、冲突调解和矛盾化解等方式，有效地化解矛盾，维护团队的和谐氛围。

（2）角色明确：明确团队成员的职责和角色是管理团队冲突的重要一环。团队领导者应确保每个成员清楚了解自己的任务和责任，并避免角色的重叠和任务的冲突。通过明确分工和制订清晰的工作流程，可以确保团队协作的高效性和顺畅性，减少冲突的发生。

（3）团队建设：团队建设是解决冲突和提高团队绩效的关键。通过团队培训、定期评估和反馈机制等方式，可以加强团队成员之间的沟通与信任，增强团队的凝聚力和合作意识。团队成员之间的合作和互助将有助于应对挑战并提升团队整体的绩效水平。

综上所述，临终关怀团队的协作与管理是提供有效临终关怀的基础，需要团队成员之间的密切合作和有效沟通，以确保患者和家人得到全面和优质的关怀服务。

五、临终护理中的伦理和法律问题

在临终护理过程中，伦理和法律问题的重要性不容忽视。医护人员必须遵守法律规定和道德准则，尊重患者的权利和意愿，同时平衡患者的自主权与医疗道德责任，以提供合适的护理服务。

（一）患者权利与自主权

患者拥有一系列的权利，包括知情权、自主决策权、隐私权等。在临终护理中，医护人员必须尊重患者的自主权，充分尊重其意愿和价值观，例如：

1. 知情权

这是患者最基本的权利之一，也是医疗伦理中的核心原则之一。在临终护理中，医护人员必须向患者提供关于其病情、治疗选项以及可能的后果等方面的充分信息。这样，患者就能够了解自己的病情，并在医疗决策中参与其中。了解自身情况有助于患者更好地与医护人员合作，制订符合自己意愿和价值观的护理计划。

2. 自主决策权

在临终阶段，患者仍然应当享有自主决策权，可以根据自己的意愿和价值观做出医疗抉择。这可能涉及治疗方案的选择、疼痛管理、终止治疗以及护理计划等方面。医护人员应当尊重患者的决定，并在法律和伦理框架下提供支持和指导，确保患者的自主权得到充分尊重和保护。

3. 隐私权

患者的隐私权也是至关重要的。医护人员必须严格遵守患者的隐私权，保护其个人健康信息，未经授权不得泄露。这意味着医护人员在与患者及其家属交流时应当尊重其隐私，并确保敏感信息的保密性。此外，患者还有权要求医疗机构和医护人员采取适当的措施保护其隐私权，防止信息泄露和滥用。

（二）遵循患者意愿

在临终护理中，医护人员必须尊重患者的意愿，并根据其个人价值观和信仰提供相应的护理服务。这包括：

尊重治疗意愿：患者的治疗意愿是医护人员必须严格遵守的指导方针之一。在临终护理中，医护人员应当尊重患者对于治疗的个人选择。这可能包括治疗类型、程度以及治疗目标等方面的决定。例如，一些患者可能选择放弃进一步的治疗，而是选择以舒适为重的护理方案。在这种情况下，医护人员应当尊重患者的选择，并提供相应的护理服务，以确保其在临终阶段能够过上尽可能舒适和安详的生活。

遵循生前指示：生前指示是患者在健康状态时事先制订的关于医疗护理的意愿和偏好的文件。在临终护理中，医护人员应当遵循患者的生前指示，确保其意愿得到充分尊重。这可能涉及终止治疗、不采取生命延续措施、提供镇痛和舒适护理等方面的决策。通过遵循患者的生前指示，医护人员可以确保患者在临终阶段得到符合其意愿和偏好的护理服务，提高其生命质量和尊严度。

（三）家属决策与疗效终止

在一些情况下，患者可能无法表达自己的意愿，或者意愿不明确，此时家属或法定代理人的决策显得尤为重要。医护人员需要：

1. 与家属进行沟通

医护人员应当与患者的家属进行充分的沟通，了解他们的关注点、价值观和意愿。这可能涉及家庭成员之间的关系、家庭内部的决策过程以及患者过去的治疗意愿和偏好等方面。通过与家属的沟通，医护人员可以更好地理解家庭的需求和期望，从而制订合适的护理方案。

2. 尊重患者最佳利益

在与家属合作做出决策时，医护人员必须始终优先考虑患者的最佳利益。这意味着医护人员需要根据患者的病情和意愿，确保所做出的决策符合患者的利益，并且不会对其造成不必要的痛苦。在此过程中，医护人员应当保持专业的态度和行为，确保患者的权利和尊严得到充分尊重和保护。

3.疗效终止

当患者的病情无法逆转或者治疗已经失去效果时，家属可以考虑终止治疗，并选择以舒适为主的临终关怀方案。在这种情况下，医护人员应当向家属提供充分的医学信息和建议，帮助他们做出理性和符合患者利益的决策。同时，医护人员还应当为患者和家属提供情感和精神上的支持，帮助他们度过这个艰难的时刻，并提供所需的疼痛缓解和舒适护理。

综上所述，临终护理中的伦理和法律问题需要医护人员在尊重患者意愿的前提下，与家属合作，做出符合患者最佳利益的决策，以提供合适的护理服务。

六、专科情境下的临终关怀

在专科情境下，如特定肿瘤类型、临床试验等，临终关怀的提供需要考虑到患者的特殊状况和治疗背景，以提供更为个性化和专业化的护理服务。

（一）特定肿瘤类型的临终关怀

针对不同类型的肿瘤，临终关怀需要有针对性地制订相应的护理计划和措施。

晚期癌症：对于晚期癌症患者，临终关怀需要制订针对性的护理计划和措施，以确保患者在生命的最后阶段获得最佳的照护。重点关注疼痛控制方面，确保患者可以获得有效的疼痛缓解，并采取合适的药物和非药物疗法，以提高患者的生活质量。同时，提供综合的症状缓解和心理支持，帮助患者应对身体和情绪上的不适，缓解焦虑和抑郁情绪，让患者在临终前感受到温暖和关怀。

晚期胃肠道肿瘤：针对晚期胃肠道肿瘤患者，临终关怀需要特别关注营养支持和消化道症状的管理。通过提供营养丰富的饮食和口服营养补充剂，维持患者的营养状况，减轻营养不良的发生。同时，积极管理消化道症状，包括恶心、呕吐、腹泻等，采取药物治疗和饮食调节等措施，提高患者的舒适度和生活质量。

晚期肺癌：对于晚期肺癌患者，临终关怀需要重点关注呼吸困难和咳嗽等症状的缓解。通过提供氧疗、镇静剂和呼吸支持等措施，减轻患者的呼吸困难，保障其呼吸功能和舒适度。针对咳嗽症状，可以采取药物治疗和非药物治疗措施，如口腔护理和湿润空气等，帮助患者减少咳嗽的频率和强度，提高其生活质量。

（二）临床试验中的临终关怀

在临床试验中，患者可能面临着疾病进展、治疗失败等情况，需要特殊的临终关怀。

1. 尊重患者意愿

在临终关怀中，尊重患者的自主权和治疗选择至关重要。临床试验中的患者可能面临着疾病进展或治疗失败等情况，因此需要特别注意听取和尊重患者的意愿。医护人员应与患者和家属进行深入沟通，了解他们的价值观和信仰，为其提供符合个体偏好和期望的护理服务。无论是继续参与临床试验还是选择其他治疗方式，都应得到充分尊重和支持。

2. 提供支持和安慰

临床试验中的患者面临着更大的心理压力和焦虑，因为他们不仅要应对疾病本身带来的困扰，还要面对未知的治疗效果和可能的风险。因此，医护人员需要提供额外的心理支持和安慰，帮助患者和家属缓解焦虑和情绪压力。通过开放性的沟通和倾听，以及提供情感上的支持，可以帮助患者更好地应对困难和挑战，增强其心理抗逆力。

3. 及时症状管理

在临终关怀中，需要及时有效地进行症状管理，以保障患者的舒适度和生活质量。临床试验中的患者可能面临着疾病进展和治疗副作用等情况，因此需要特别关注其临终期的症状。医护人员应对疼痛、呼吸困难、恶心呕吐等症状进行综合评估和有效管理，采取合适的药物治疗和支持性措施，确保患者在临终阶段得到充分的照护和关爱。

（三）其他特殊情况下的临终关怀

除了特定肿瘤类型和临床试验，还有一些其他特殊情况下的临终关怀需要特别关注。

1. 终末期疾病

针对终末期疾病患者，如晚期心衰、晚期肝病等，临终关怀需要特别关注症状控制和终末期护理。这些疾病通常伴随着严重的症状，如呼吸困难、水肿、恶心呕吐等，影响患者的生活质量和舒适度。因此，医护人员需要提供综合性的症状管理和支持性护理，通过药物治疗、营养支持、心理护理等手段，减轻患者的痛苦和不适，帮助其度过临终阶段。

2. 特殊人群

对于一些特殊人群，如老年患者、儿童患者、精神疾病患者等，临终关怀需要更加细致和个性化。老年患者可能伴随着多种慢性病和功能障碍，需要针对其特殊的生理和心理需求进行护理。儿童患者可能需要特别关注痛苦管理和家庭支持，以确保其在临终阶段得到温暖和安抚。精神疾病患者可能面临着认知障碍和情绪问题，需要医护人员提供额外的支持和关怀，帮助他们平静面对临终。

综上所述，专科情境下的临终关怀需要根据患者的具体状况和治疗背景，制订相应的护理计划和措施，以提供更为个性化和专业化的护理服务，帮助患者度过临终阶段的困难和挑战。

第三节　哀伤辅导

哀伤辅导是在临终关怀中提供给患者家属和亲人的一种心理支持服务。它旨在帮助他们应对失去亲人所带来的悲伤和痛苦，以及适应新的生活状态。

一、哀伤的定义和阶段

哀伤的定义：哀伤是人们在经历重大失去时所产生的一种情感体验，通常与亲人、朋友或其他重要人物的离世有关。这种情感反应包括但不限于悲痛、悲伤、愤怒、沮丧等，是人们对失去的一种正常、自然的反应。哀伤是一种复杂的情绪体验，可能会影响个体的心理和生理健康。

哀伤的阶段：哀伤过程通常包括以下几个阶段：

（一）否认与隔离

否认与隔离是哀伤过程中最初的阶段，也是个体在面对亲人去世或重大损失时的一种自然反应。在这个阶段的个体可能会试图否认或隔离自己以逃避现实，这是因为他们对于突如其来的巨大打击感到难以置信，不愿意接受这个事实。

在否认阶段，个体可能会表现出对死亡或损失的怀疑、否定或不理解。他们可能会反复询问关于亲人去世的细节，希望从中找到某种错误或误解。他们可能会拒绝参加葬礼或悼念活动，因为这会让他们更加直面残酷的现实。此外，他们可能会避免与他人谈论这个话题，以免被迫面对这个令人难以承受的事实。

在隔离阶段，个体可能会选择与外界保持距离，以便独自面对自己的情感和思绪。他们可能会减少社交活动、闭门不出或者拒绝与他人交流。这种孤立的状态有助于他们在安全的环境中逐渐适应新的现实，同时也是他们自我保护的一种方式。

（二）愤怒与抗拒

愤怒与抗拒是哀伤过程中的一个重要阶段，通常在否认与隔离阶段之后出现。

随着现实的逐渐渗透，个体开始意识到无法逃避亲人去世或重大损失的事实，这时悲伤逐渐转化为愤怒和抗拒。个体可能会对失去产生怨恨和愤怒，对病痛、命运或其他人产生不满和怨念。

在愤怒与抗拒阶段，个体可能会表现出对外界的敌意和攻击性。他们可能会将愤怒发泄在与亲人去世或损失相关的人身上，如医生、护士或者照顾者。此外，他们可能会对生活产生强烈的不满和抵触情绪，觉得自己的人生受到了不公平的待遇。

这种愤怒和抗拒的情绪实际上是个体试图找回控制感和自主权的一种方式。面对无法改变的现实，他们可能会感到无力和挫败，而愤怒则是一种试图摆脱这种无力感的途径。通过表达愤怒和抗拒，个体可以在一定程度上释放内心的压力，为接下来的哀伤过程做好准备。

（三）谈判与挣扎

在面对失去时，个体可能会试图通过谈判或做出某种许诺来摆脱悲痛和痛苦。他们可能会寻求一种控制局面的方法，试图改变过去的结果。

在谈判与挣扎阶段，个体可能会表现出对命运的讨价还价。他们可能会许愿、祈祷或者承诺，希望能够挽回失去的亲人或者改变已经发生的悲剧。例如，他们可能会向上帝或者某种超自然力量祈求，承诺自己将会改过自新或者做出某种善行，以换取亲人的重生或者减轻自己的痛苦。

此外，个体在这个阶段也可能会试图通过回忆和反思来改变自己的行为和决策，希望这样能够改变过去的结果。他们可能会不断地回想与亲人在一起的时光，试图找到某种可能改变悲剧发生的方法。这种挣扎和努力实际上是他们在寻找意义和价值的一种表现。

（四）抑郁与忧伤

当个体逐渐接受失去的现实时，悲伤可能会转变为深沉的抑郁和忧伤。他们可能会感到无助、孤独和沮丧，对未来感到迷茫和无望。

在抑郁与忧伤阶段，个体可能会表现出持续的悲伤和消沉。他们可能会失去对生活的兴趣和热情，对于曾经喜欢的活动和爱好也失去了兴趣。此外，他们可能会感到疲惫和无力，对于日常事务的处理也变得困难重重。

这种抑郁和忧伤实际上是个体在面对巨大损失时的一种自然反应。他们可能会感到自己的生活已经失去了意义和目标，对未来也失去了信心和希望。在这个过程中，他们可能会不断地回忆过去的美好时光，试图从中找到某种慰藉和支持。

（五）接受与重新定位

接受与重新定位是哀伤过程中的最后阶段，也是个体逐渐恢复和重新建立生活的关键时期。在经历了否认、愤怒、谈判、抑郁和忧伤之后，个体将逐渐接受失去，并开始重新调整自己的生活，适应新的现实。他们逐渐学会面对生活中的挑战，重新建立起对未来的希望和信心。

在接受与重新定位阶段，个体可能会表现出对生活的重新投入和积极参与。他们可能会重新发现自己的兴趣和爱好，参与社交活动，建立新的人际关系。此外，他们可能会设定新的目标和计划，为实现这些目标而努力。

这个阶段可能是一个持续的过程，需要时间和支持来完成。个体在这个过程中可能会面临许多挑战和困难，例如如何处理与过去相关的回忆、如何建立新的身份认同等。在这个过程中，家人和朋友的支持与理解同样至关重要，他们可以为个体提供一个安全的环境，帮助他们逐渐走出抑郁与忧伤的阶段。

二、哀伤辅导的目标和方法

目标：哀伤辅导的目标是帮助患者家属和亲人理解和接受悲伤，促进他们的情绪调适和心理康复，重新找到生活的意义和目标。

方法：

（1）倾听和支持：哀伤辅导者应当提供充分的倾听和理解，给予患者家属和亲人情感上的支持和慰藉。通过表达同理心和关怀，让他们感受到被尊重和关注，有助于缓解情绪压力和孤独感。

（2）情绪表达：鼓励患者家属和亲人表达情感，包括悲伤、愤怒、恐惧等。通过表达情感，他们可以释放内心的压力和紧张，减轻心理负担，从而更好地适应悲伤过程。

（3）教育和信息：向患者家属和亲人提供有关哀伤和丧失的信息和教育，帮助他们了解哀伤过程和适应策略。提供有关哀伤反应的常见模式、正常性和持续时间的信息，可以帮助他们更好地理解自己的情绪体验，并找到应对的方法。

（4）情感调节：教授患者家属和亲人情感调节技巧，如放松练习、呼吸法等。这些技巧可以帮助他们更好地控制情绪，减轻痛苦，增强情绪的稳定性和平衡性。

（5）建立支持网络：鼓励患者家属和亲人与家人、朋友或专业心理辅导人员建立支持网络。通过分享彼此的感受和经验，互相支持，他们可以感受到更多的理解和关爱，减轻孤独感和压力，更好地应对悲伤的挑战。

三、自我护理和支持

1. 自我护理

哀伤辅导者需要重视自我护理，以保持心理健康和情绪稳定。这包括定期关注自己的情绪状态和心理健康，避免过度投入和情感疲劳。哀伤辅导者可以通过定期进行自我调节和放松来保持身心健康，例如参加瑜伽、冥想或运动活动，以减轻工作压力和情绪负担。同时，建立良好的工作与生活平衡，保持充足的睡眠和营养，有助于提升自我护理的效果。

2. 支持系统

在面对工作中的挑战和困难时，哀伤辅导者需要寻求支持系统的帮助。这可以包括与同事、上级或其他专业人员进行交流和分享经验，共同探讨工作中的问题并寻求解决方案。通过与他人建立良好的合作关系和支持网络，哀伤辅导者可以获得情感上的支持和鼓励，增强工作的积极性和动力，更好地应对工作中的挑战和压力。同时，定期参加专业培训和学习活动，不断提升自身的专业能力和知识水平，也是保持工作积极性和动力的重要途径。

综上所述，哀伤辅导的核心是帮助患者家属和亲人理解和应对哀伤过程，促进情绪的调适和康复，提供充分的支持和关怀。同时，哀伤辅导者也需要注意自身的心理健康，保持积极乐观的工作态度。

参考文献

[1] 郑秀梅，李涛．肿瘤患者营养不良与放疗 [J]. 中国肿瘤外科杂志，2024，16（1）：8-12.

[2] 谢琪．肿瘤患者院外营养管理现状与策略 [J]. 中国肿瘤外科杂志，2024，16（1）：19-22.

[3] 张妍．个性化综合护理对直肠癌患者癌症疼痛的护理效果 [J]. 吉林医学，2024，45（2）：501-504.

[4] 尚姝贤，吕俊．中医药治疗抗肿瘤治疗引起的皮肤损害的研究概述 [J]. 中医药临床杂志，2023，35（12）：2444-2449.

[5] 张娜．肿瘤患者术后的饮食选择 [J]. 人人健康，2023，（34）：80-81.

[6] 吴冠中，曹军，吴云腾，等．中医药抗肿瘤治疗致骨髓抑制的研究进展 [J]. 山东中医杂志，2023，42（12）：1347-1353.

[7] 张欢，毛必静．营养治疗在恶性肿瘤患者中的应用[J]. 现代医药卫生，2023，39（21）：3615-3619.

[8] 晏芾，何淑通，武渊．GLTC 医患沟通模式在肿瘤内科研究生培养中的应用 [J]. 右江民族医学院学报，2023，45（05）：829-832.

[9] 崔利娟．如何用中医治疗癌症疼痛？ [J]. 抗癌之窗，2023，（5）：49-51.

[10] 嵇绍干，赵利红，武斌．卡瑞利珠单抗联合化疗在晚期消化道肿瘤治疗中的疗效评价 [J]. 系统医学，2023，8（18）：125-128.

[11] 邹婉婷，景建玲，庄淑梅．临终关怀国内外发展现状 [J]. 天津护理，2023，31（3）：372-376.

[12] 郭俊晨，谌永毅，龚有文．智慧医疗在癌症患者居家疼痛管理中的研究现状 [J]. 护士进修杂志，2023，38（10）：904-907.

[13] 姜彧，孙磊涛，阮善明，等 . 抗肿瘤治疗不良反应中医病机探讨 [J]. 浙江中医药大学学报，2023，47（5）：540-543.

[14] 刘咏梅 .《乳腺肿瘤的诊断与治疗》出版：动态增强磁共振多时相减影技术在常见乳腺肿瘤诊断中的应用 [J]. 介入放射学杂志，2023，32（3）：312.

[15] 黄敏娜，吴敏 . 临终关怀教育在肿瘤科临床带教的应用价值 [J]. 中国中医药现代远程教育，2022，20（24）：203-206.

[16] 郭姗琦 . 缓解癌性疼痛的方法 [J]. 开卷有益 – 求医问药，2022（12）：27.

[17] 沈俊俊，卢振产，沈佳英，等 . 全科住院医师规范化培训中肿瘤内科培训的实践与教学优化 [J]. 全科医学临床与教育，2022，20（11）：1006-1008，1012.

[18] 高茜 . 癌症疼痛患者止痛治疗依从性的影响因素分析 [J]. 中国社区医师，2022，38（32）：146-148.

[19]The Society of Liver Cancer，China Anti-Cancer Association. 中国肿瘤整合诊治指南（CACA）– 肝癌部分 [J]. 肿瘤综合治疗电子杂志，2022，8（3）：31-63.

[20] 魏才娟 . 肿瘤患者临终心理护理措施探索 [J]. 兰州职业技术学院学报，2022，38（3）：85-86，90.

[21] 赖宗浪，王静 . 癌性疼痛中医综合外治研究进展 [J]. 贵州中医药大学学报，2022，44（3）：81-84.

[22] 麦秋露 . 中西医结合癌性疼痛症状管理实践指南构建 [D]. 北京：北京中医药大学，2022.

[23] 王蕊 . 晚期肿瘤患者临终护理方法研究进展 [J]. 继续医学教育，2022，36（4）：161-164.

[24] 赵亚杰，岳林，田畅，等 . 居家癌症患者疼痛评估与治疗的研究进展 [J]. 护理研究，2022，36（8）：1436-1440.

[25] 李若冰，潘建红，何娟，等 . 抗肿瘤免疫治疗的长期疗效评价 [J]. 中国新药杂志，2022，31（7）：629-634.

[26] 黄姗姗 . 基于铱和钌配合物探针对肿瘤细胞的诊断与治疗研究 [D]. 兰州：兰州

大学，2022.

[27] 段雯，彭杨梅，岳仁宋.基于《金匮要略》"痛证"探讨癌症疼痛的治疗 [J]. 江苏中医药，2022，54（3）：9–11.

[28] 闫震，段微.妇科肿瘤化疗手册 [M]. 北京：人民卫生出版社，2022.

[29] 王珊，李志浩，张程亮.1例癌症疼痛伴肝功能不全患者的镇痛治疗分析与监护[J]. 医药导报，2021，40（12）：1736–1739.

[30] 李海茹.抗肿瘤药物的不良反应特点及预后影响因素 [J]. 中国药物与临床，2021，21（16）：2820–2822.

[31] 周树声.卡培他滨联合曲妥珠单抗治疗早期 HER2 阳性乳腺癌的疗效评价 [J]. 湖南师范大学学报（医学版），2021，18（4）：127–130.

[32] 郭晓斐，赵平，高菲.抚慰生命旅程最后的尊严——医务社会工作介入肿瘤晚期患者临终关怀研究 [J]. 中国肿瘤临床与康复，2021，28（8）：897–900.

[33] 杨燕，王子安.肿瘤内科学研究生临床教学探索与实践[J]. 河北北方学院学报（自然科学版），2021，37（10）：38–40+43.

[34] 沈星悦，庄淑涵.恶性肿瘤临终患者心理护理的研究进展 [J]. 全科护理，2021，19（20）：2765–2768.

[35] 赖晓明.肿瘤患者住院期间的营养宣教模式探讨[J].基层医学论坛，2021，25（21）：3093–3094.

[36] 吴哲.临终关怀在晚期癌症患者中的应用效果 [J]. 中国民康医学，2021，33（13）：176–178.

[37]《中国肿瘤临床》文章推荐：肿瘤恶液质临床诊断与治疗指南（2020 版）[J]. 中国肿瘤临床，2021，48（11）：594.

[38] 陈秋芳.肿瘤微环境调控型纳米药物运输系统的构建及其在抗肿瘤中的疗效评价 [D]. 重庆：重庆大学，2021.

[39] 朱欢.临终关怀在晚期肿瘤护理中的应用——评《实用肿瘤护理》[J]. 中国实验方剂学杂志，2021，27（12）：175.

[40] 王平.恶性肿瘤患者临终关怀需求及护理分析[J].现代诊断与治疗,2021,32(7):1159-1160.

[41] 李勇飞.癌症患者疼痛的护理[J].当代护士(中旬刊),2021,28(4):11-12.

[42] 胡慧,韦伟.乳腺癌分子诊断常见方法及意义[J].临床外科杂志,2021,29(03):287-290.

[43] 卜文静.益气活血方联合介入治疗中晚期肝癌疗效评价及作用机制探讨[D].南京:南京中医药大学,2021.

[44] 谢剑如,吴小凌,江妙玲,等.临终关怀心理疏导对晚期肿瘤患者的效果[J].中国城乡企业卫生,2021,36(3):147-149.

[45] 万梦婕,唐梅娟,杨晓阳.抗肿瘤药物皮肤不良反应表现[J].实用肿瘤杂志,2021,36(1):94-97.

[46] 计文龙.药学服务对治疗癌症疼痛的影响[J].中国农村卫生,2021,13(1):88-89.

[47] 张晓容,熊霞,徐基祥.常见皮肤肿瘤的诊断与治疗进展[J].肿瘤预防与治疗,2020,33(12):949-953.

[48] 尤海生,高乾,陈思颖,等.乳腺癌患者治疗方案指南依从性评价[J].中国新药与临床杂志,2020,39(3):186-190.

[49] 佘彬,王华楠,张瑞明.中药新药治疗肿瘤临床试验方案设计与实施要点[J].西部中医药,2019,32(10):34-38.

[50] 杨帆,王冬.抗肿瘤药物的不良反应分析及预防[J].首都食品与医药,2019,26(19):79.

[51] 陈国龙,周言.讨论分析与预防治疗抗肿瘤药物的不良反应[J].临床医药文献电子杂志,2019,6(57):103,106.

[52] 张鹤.抗肿瘤药物紫杉醇的不良反应的临床分析[J].中国药物滥用防治杂志,2019,25(03):153-155.

[53] 包雯光,彭志刚,钟进才,等.试论培养肿瘤学专业学生临床医患沟通的措施[J].

教育教学论坛，2019，（18）：34-35.

[54] 王娜娜，白羽，刘红，等 .787 例抗肿瘤药物不良反应特点及预后因素分析 [J].

肿瘤药学，2019，9（1）：143-148.

[55] 王涛，邹善思，臧文巧 . 对肿瘤内科医师进行医患沟通技巧专项培训的思索 [J].

中国继续医学教育，2019，11（3）：36-38.